Pooja Kakade
Khizer Syed
Madhura Titar

Componentes protéticos do implante

Pooja Kakade
Khizer Syed
Madhura Titar

Componentes protéticos do implante

ScienciaScripts

Imprint

Any brand names and product names mentioned in this book are subject to trademark, brand or patent protection and are trademarks or registered trademarks of their respective holders. The use of brand names, product names, common names, trade names, product descriptions etc. even without a particular marking in this work is in no way to be construed to mean that such names may be regarded as unrestricted in respect of trademark and brand protection legislation and could thus be used by anyone.

Cover image: www.ingimage.com

This book is a translation from the original published under ISBN 978-620-8-41542-6.

Publisher:
Sciencia Scripts
is a trademark of
Dodo Books Indian Ocean Ltd. and OmniScriptum S.R.L publishing group

120 High Road, East Finchley, London, N2 9ED, United Kingdom
Str. Armeneasca 28/1, office 1, Chisinau MD-2012, Republic of Moldova, Europe
Managing Directors: Ieva Konstantinova, Victoria Ursu
info@omniscriptum.com

Printed at: see last page
ISBN: 978-620-8-50149-5

Copyright © Pooja Kakade, Khizer Syed, Madhura Titar
Copyright © 2024 Dodo Books Indian Ocean Ltd. and OmniScriptum S.R.L publishing group

Índice

INTRODUÇÃO

COMPONENTES PROTÉTICOS DE IMPLANTES

"Qualquer espaço edêntulo é um local potencial para implantes"

O objetivo da medicina dentária moderna é devolver ao paciente o contorno, a função, o conforto, a estética, a fala e a saúde normais, quer se trate da restauração de um único dente com cárie ou da substituição de vários dentes. O que torna a implantologia dentária única é a capacidade de atingir este objetivo independentemente da atrofia, doença ou lesão do sistema estomatognático.(1)

O implante dentário está a tornar-se rapidamente uma pedra angular na prática atual da medicina dentária. A previsibilidade dos implantes dentários como modalidade de tratamento tem sustentado uma quantidade considerável de investigação e investimento na produção de restaurações mais duradouras. O desenvolvimento de superfícies de implantes, protocolos cirúrgicos e componentes protéticos ajudou a fornecer ao dentista o armamentário necessário para ajudar no planeamento, colocação e restauração da dentição em falta.

As modalidades de tratamento para a substituição de dentes em falta evoluíram verdadeiramente desde o antigo transplante até aos implantes actuais, a terceira dentição. Os implantes revolucionaram a prática dentária e ajudaram a ultrapassar muitas das limitações encontradas com as próteses fixas ou removíveis convencionais e são considerados como uma restauração estética e funcional com previsibilidade a longo prazo(2).

Um pilar é um componente intermédio entre o implante e a restauração e é fixado ao implante por um parafuso ou cone de bloqueio. Normalmente, os pilares podem ser separados do implante, mas, nalguns casos, podem fazer parte do próprio implante. Para além disso, nem todas as restaurações de implantes necessitam de pilares. Nestes casos, a coroa é fabricada para ser fixada diretamente à plataforma do implante.

Os pilares ajudam efetivamente a formar a parte restauradora da prótese sobre implantes. O pilar proporciona a retenção, o suporte, a estabilidade e a posição ideal para a restauração final(3).

O conceito de osseointegração e terapia com implantes floresceu como uma modalidade de tratamento previsível. Surgiram inúmeros fabricantes de implantes para entrar no mercado. Devido ao avanço da tecnologia e ao aumento da procura por parte dos pacientes e da experiência dos clínicos, os desenhos de implantes disponíveis estão em constante evolução para satisfazer os requisitos estéticos e funcionais(4).

As sobredentaduras suportadas por implantes integrados Osseo estão a ganhar popularidade entre os clínicos. As sobredentaduras suportadas por implantes são consideradas como uma das melhores opções para a substituição de dentes em falta devido às suas vantagens adicionais, bem como ao facto de não serem muito dispendiosas e estarem ao alcance de muitos pacientes que têm um apoio financeiro limitado(5).

A integração da restauração final na plataforma do implante pode ser planeada como um sistema de três ou de duas camadas. Um sistema de três camadas incorpora três componentes separados, o implante, o pilar e a coroa. Um sistema de dois níveis incorpora dois componentes separados, o pilar e a coroa formam uma única unidade e o implante é um componente separado ou, inversamente, o implante e o pilar formam uma única unidade e a coroa é separada(2).

Sistema de camadas de implantes

A maioria dos pilares é fixada na plataforma do implante por um parafuso (aparafusada) e a coroa final pode ser aparafusada diretamente no pilar (sistema de três camadas) ou diretamente na plataforma do implante (sistema de duas camadas).

Em alternativa, a coroa pode ser cimentada, como num protocolo convencional de coroa e ponte (cimentada), no pilar que é fixado ao implante por um parafuso (sistema de três camadas). Existem também sistemas de implantes actuais que permitem que o pilar seja bloqueado ou encaixado por fricção no implante, sem um parafuso ou método de retenção de cimento.

Nos últimos anos, tem-se notado a multiplicidade e a magnitude do impacto dos implantes e dos componentes protéticos associados no mercado. Os fabricantes de implantes introduziram pilares com um design mais sofisticado e estético para imitar mais de perto o perfil e o contorno da emergência natural perdida. Estas modificações na conceção do pilar do implante e na ciência dos materiais para satisfazer as necessidades clínicas individuais tornam difícil a seleção do pilar adequado(1).

O sucesso clínico a longo prazo das próteses implanto-suportadas depende da adaptação passiva. As discrepâncias no ajuste passivo da prótese podem levar a complicações como o afrouxamento do parafuso, a fratura do parafuso, discrepâncias oclusais, aumento da acumulação de placa, resultando na perda de osteointegração.

Os implantes em medicina dentária requerem uma equipa multidisciplinar de conhecimentos especializados que conduzam a uma restauração final esteticamente agradável e biologicamente aceitável.2 O planeamento prostodôntico desempenha um papel fundamental na obtenção de resultados que satisfaçam tanto o doente como o clínico.

O planeamento do tratamento consiste no desenvolvimento de uma sequência lógica de tratamento destinada a restaurar a saúde, a função e a aparência ideais da dentição do paciente. O plano deve ser apresentado por escrito e discutido em pormenor com o paciente. Uma boa comunicação com o paciente é fundamental à medida que o plano é formulado.

A maioria dos problemas dentários pode ser resolvida de várias formas diferentes; as preferências e preocupações do paciente são fundamentais para estabelecer um plano de tratamento adequado.

Num planeamento adequado, o paciente é informado sobre as condições e problemas actuais, a extensão do tratamento dentário que é proposto, o tempo e o custo do tratamento, e o nível de cuidados domiciliários e acompanhamento profissional necessários para o sucesso. Além disso, antes de serem iniciados quaisquer procedimentos irreversíveis, o paciente deve compreender que alguns dos procedimentos planeados podem ter de ser alterados à medida que o tratamento progride e que novas informações ficam disponíveis.(6)

O objetivo da medicina dentária moderna é devolver ao doente o contorno, a função, o conforto, a estética, a fala e a saúde normais através da remoção de um processo patológico de um dente ou da substituição de dentes por uma prótese. O que torna a implantologia dentária única é a capacidade de atingir este objetivo, independentemente da atrofia, doença ou lesão do sistema estomatognático.

No entanto, quanto mais dentes faltam a um paciente, mais difícil se torna esta tarefa. Como resultado da investigação contínua, das ferramentas de diagnóstico, do planeamento do tratamento, dos desenhos dos implantes, dos materiais e técnicas avançados, o sucesso previsível é agora uma realidade para a reabilitação de muitas situações clínicas difíceis. O impacto dos implantes dentários afectou seguramente o campo da medicina dentária nos Estados Unidos. (1)

O número de implantes dentários colocados nos Estados Unidos aumentou mais de 10 vezes de 1983 a 2002, e mais cinco vezes de 2000 a 2005. São colocados mais de 1 milhão de implantes dentários por ano e prevê-se que a indústria atinja os 10 mil milhões de dólares em 2020.2,3 Atualmente, mais de 90% dos dentistas de especialidades cirúrgicas com interface oferecem tratamento com implantes dentários de forma rotineira nos seus consultórios, 90% dos protésicos restauram implantes de forma rotineira e mais de 80% dos dentistas generalistas utilizaram implantes para suportar próteses fixas e removíveis, em comparação com apenas 65% há 15 anos.(7)

A percentagem de dentes substituídos por implantes, em vez das tradicionais próteses fixas ou amovíveis, também varia drasticamente consoante o país.

Em países como Israel, Itália e Coreia do Sul, 30% a 40% dos dentes substituídos incorporam um implante dentário. Em Espanha, na Suíça, na Alemanha e na Suécia, 20% a 26% das restaurações para substituir dentes são suportadas por um implante, enquanto no Brasil e na Bélgica cerca de 13% a 16% das restaurações utilizam um implante. Surpreendentemente, os Estados Unidos, o Japão, a França e o Canadá utilizam implantes em 10% ou menos dos dentes substituídos, mas este número está a aumentar. O aumento da necessidade e da utilização de tratamentos relacionados com implantes resulta do efeito combinado de vários factores, incluindo

(1) Os doentes vivem mais tempo,

(2) perda de dentes relacionada com a idade,

(3) Os pacientes são mais activos socialmente e têm uma consciência estética,

(4) maior incidência de edentulismo parcial e completo,

(5) complicações da prótese convencional,

(6) vantagens inerentes às restaurações suportadas por implantes.

Os doentes vivem mais tempo

De acordo com a literatura, a idade está diretamente relacionada com todos os indicadores de perda dentária9,10; por conseguinte, o envelhecimento da população é um fator importante a considerar na implantologia dentária. Quando Alexandre, o Grande, conquistou o mundo antigo, tinha apenas 17 anos de idade. No entanto, a esperança de vida nessa altura era de apenas 22 anos de idade. De 1000 a.C. a 1800 d.C., a esperança de vida manteve-se inferior a 30 anos (Fig. 1.3).

As estatísticas mais recentes do Centro Nacional de Estatísticas da Saúde mostram que a esperança média de vida dos americanos é de cerca de Os doentes são socialmente mais activos e estão mais conscientes da estética Com os doentes a viverem mais tempo, os seus prazeres sociais, incluindo jantar e namorar, continuam na terceira idade. No passado, o tratamento de pacientes idosos centrava-se em abordagens não cirúrgicas e no tratamento paliativo. Atualmente, o âmbito completo dos serviços dentários para pacientes idosos está a aumentar em importância, tanto para o público como para a profissão, devido ao aumento da idade da nossa sociedade. Estudos demonstraram que os pacientes idosos que são mais activos socialmente terão uma progressão mais lenta do declínio da saúde do que os idosos que se tornam menos activos socialmente. Foi demonstrado que os idosos empenhados estão mais motivados para manter a sua saúde do que os seus pares menos empenhados. Por conseguinte, com os pacientes a viverem mais tempo, a educação dos pacientes é de importância vital, uma vez que a procura de um tratamento mais abrangente com implantes dentários irá certamente aumentar no futuro para manter a atividade social.

Maior Prevalência de Edentulismo Parcial e Completo

Atualmente, a prevalência de edentulismo parcial na população em geral resultou numa necessidade crescente de implantes dentários. Vários estudos demonstraram que este padrão chega a atingir 48% da população. Muitas variáveis que têm sido associadas a este aumento incluem o género, a etnia e as doenças crónicas. Para além disso, os adultos que apresentavam edentulismo parcial tinham 22,6% mais probabilidades de serem oriundos de áreas rurais e 31,5% de locais deprimidos. Como já foi referido, os dentes em falta mais comuns são os molares.17 O edentulismo parcial de extremidade livre é particularmente preocupante porque, nestes pacientes, os dentes são frequentemente substituídos por próteses parciais removíveis.

A colocação de implantes nas regiões posteriores é muitas vezes um desafio devido à localização do seio maxilar e do canal mandibular. A frequência do edentulismo de extremidade livre mandibular é maior do que a sua contraparte maxilar em todos os grupos etários. O edentulismo unilateral de extremidade livre é mais comum do que o edentulismo bilateral, tanto na arcada maxilar como na arcada mandibular, nos grupos etários mais jovens (25-44 anos). Cerca de 13,5 milhões de pessoas nestes grupos etários mais jovens têm edentulismo de extremidade livre em qualquer arcada.(7)

Consequências estéticas da perda óssea (2)

- Perda do ângulo labiomental
- Aprofundamento das linhas verticais nos lábios e no rosto
- O queixo roda para a frente dando um aspeto prognático
- Diminuição do ângulo labial horizontal do lábio, o que faz com que o paciente pareça infeliz
- Perda de tónus nos músculos da expressão facial
- Emagrecimento do bordo vermelhão dos lábios devido à perda de tónus muscular
- Aprofundamento do sulco nasolabial
- Aumento do ângulo columela-filtro
- Aumento do comprimento do lábio maxilar, o que faz com que menos dentes apareçam em repouso e a sorrir, o que envelhece o sorriso
- Ptose da fixação do músculo bucinador, que leva a papadas na parte lateral do rosto
- Ptose da fixação do músculo mentalis, que leva ao "queixo de bruxa" (7)

IMPLANTOLOGIA DENTÁRIA

História da implantologia

Existem provas da utilização de implantes em civilizações antigas como os Incas e os Maias. No entanto, a implantologia moderna evoluiu a partir de 1980. Com a evolução de novos materiais para implantes, a implantologia passou a ser amplamente utilizada.

Na década de 1940, Dahlse introduziu os implantes subperiosteais. Mais tarde, Linkow introduziu os implantes de lâmina. Na década de 1980, foi Per Ingvar Branemark que introduziu o conceito de integração óssea, o que levou à utilização generalizada de implantes endósteos.

Definição

Um implante pode ser definido como: "Um enxerto ou inserção firmemente ou profundamente no processo alveolar que pode ser preparado para a sua inserção".

Um implante dentário é definido como "uma substância que é colocada no maxilar para suportar uma coroa ou uma prótese fixa ou amovível".

Indicações para implantes

- Para pacientes completamente desdentados com reabsorção avançada do rebordo residual, em que é difícil obter uma retenção adequada.
- Para arcadas parcialmente edêntulas, em que as próteses parciais amovíveis podem enfraquecer os dentes pilares e também reduzir a eficiência mastigatória.
- Para substituições de um único dente quando não é possível colocar próteses parciais fixas.
- O desejo do doente

Vantagens da utilização de implantes

- Preservação do osso: O implante estimula o osso como um dente natural, impedindo assim a progressão da reabsorção do rebordo residual.

Melhoria da função: Os implantes podem ser concebidos de forma a minimizar o efeito das forças prejudiciais. A eficiência da mastigação é superior à de outras substituições protéticas.

- Estética:

Os implantes proporcionam um perfil de emergência natural (aparência do dente como se emergisse diretamente dos tecidos moles).

- Estabilidade e retenção:

Os implantes são mais estáveis e retentivos devido à osteo-integração.

- Conforto:

Os implantes são mais confortáveis, uma vez que a extensão dos rebordos da prótese final pode ser reduzida.

Desvantagens dos implantes

- É muito dispendioso. A acessibilidade económica dos pacientes é a principal preocupação na utilização de implantes.
- Não pode ser utilizado em doentes clinicamente comprometidos que não possam ser submetidos a cirurgia.
- Muitos doentes não aceitam uma duração de tratamento mais longa e procedimentos de fabrico fastidiosos.
- Requer uma grande cooperação por parte do doente, uma vez que é essencial efetuar repetidas visitas de retorno para cuidados posteriores.
- Não pode ser colocado universalmente devido à presença de limitações anatómicas.

Morbidez da prótese completa

A função mastigatória é um fator importante quando se discute a função da prótese total. A diferença nas forças oclusais máximas registadas numa pessoa com dentes naturais e numa pessoa completamente desdentada é dramática. Na região do primeiro molar de uma pessoa dentada, a força média foi medida em 150 a 250 libras por polegada quadrada (psi). (5)

Um paciente que range ou cerra os dentes pode exercer uma força que se aproxima de 1000 psi. Foi demonstrado que a força oclusal máxima no paciente edêntulo é reduzida para menos de 50 psi. Quanto mais tempo os doentes estiverem desdentados, menos força são capazes de gerar. Os doentes que usam próteses completas durante mais de 15 anos podem ter uma força oclusal máxima de 5,6 psi.

Como resultado da diminuição da força oclusal e da instabilidade da prótese, a eficiência mastigatória também diminui com a perda dentária. No mesmo período de 15 anos, 90% dos alimentos mastigados com dentes naturais passam por uma peneira nº 12; este valor é reduzido para 58% no paciente que usa próteses completas.(8)

A diminuição de 10 vezes na força e de 40% na eficiência afecta a capacidade de mastigação do doente. Em pessoas com próteses, 29% são capazes de comer apenas alimentos moles ou amassados,52 50% evitam muitos alimentos e 17% afirmam que comem mais eficientemente sem a prótese. Um estudo com 367 utilizadores de próteses (158 homens e 209 mulheres) concluiu que 47% apresentavam um baixo desempenho mastigatório.

Efeitos negativos das próteses dentárias convencionais-(9)

- Os utilizadores de próteses dentárias durante 15 anos reduziram a força de mordida para 6 psi
- A eficiência mastigatória está diminuída
- Falta de propriocepção
- Maior incidência de perturbações gastrointestinais
- A esperança de vida dos doentes pode diminuir
- A seleção de alimentos é limitada
- Factores psicológicos
- A força de mordedura é reduzida de aproximadamente 200 para 50 psi

[psi, libras por polegada quadrada.]

vantagens das próteses suportadas por implantes-

- Restaurar e manter a dimensão vertical oclusal
- Manter a estética facial (tónus muscular)
- Melhorar a estética (dentes posicionados para a aparência versus diminuir o movimento da prótese)
- Melhorar a fonética
- Melhorar a oclusão
- ImproveZregain propriocepção oral (consciência oclusal)
- Aumentar o sucesso da prótese
- Melhorar o desempenho mastigatórioManter os músculos da mastigação e da expressão facial
- Reduzir o tamanho da prótese (eliminar palato, flanges)
- Fornecer próteses fixas versus próteses amovíveis
- Melhorar a estabilidade e a retenção de próteses removíveis
- Aumentar o tempo de sobrevivência das próteses
- Não é necessário alterar os dentes adjacentes
- Substituição mais permanente
- Melhorar a saúde psicológica
- Melhoria da saúde geral

CLASSIFICAÇÃO DOS IMPLANTES

Os implantes podem ser classificados em cinco categorias

nomeadamente:

- **Dependendo da colocação nos tecidos**
- **Em função dos materiais utilizados**
- **Dependendo da sua reação com o osso**

- **Dependendo da classificação dos espaços desdentados**
- **Dependendo das opções de tratamento**

Dependendo da colocação nos tecidos:

Dependendo da sua colocação nos tecidos, os implantes podem ser classificados em

1. epiosteal.
2. endosteal
3. transosteal

Em função dos materiais utilizados

Com base nos materiais utilizados, os implantes podem ser

classificados em Implantes metálicos (titânio,

Liga de titânio, cobalto, crómio, molibdénio e implantes não metálicos

Dependendo da sua reação com o Bone

Com base na capacidade do implante para estimular a formação óssea, os implantes podem ser classificados em implantes bioactivos (hidroxiapatite) e bio-inertes (metais)

Dependendo da classificação dos espaços edêntulos

Misch e Judy classificaram o volume ósseo do implante com base na classificação de Kennedy-Applegates dos espaços parcialmente edêntulos. Por conseguinte, cada classe da classificação de Kennedy inclui quatro divisões de volume ósseo variável.

classificadas com base no apoio obtido.

FP-1: Prótese fixa; substitui apenas a coroa; tem o aspeto de um dente natural.

FP-2: Prótese fixa; substitui a coroa e uma parte da raiz; o contorno da coroa parece normal na metade oclusal, mas é alongado ou hipercontornado na metade gengival.

FP-3: Prótese fixa; substitui as coroas e a cor da gengiva em falta e uma parte da zona edêntula; a prótese utiliza mais frequentemente dentes de dentadura e gengiva acrílica, mas pode ser feita de porcelana ou metal.

RP-4: Prótese removível; sobredentadura totalmente suportada por implante.

RP-5: Prótese removível; sobredentadura suportada por tecidos moles e imp

Teoria da Osteointegração de Branemark

P.I. Branemark (1982) propôs que os implantes se integram no osso de tal forma que o osso é colocado muito próximo do material do implante sem um tecido conjuntivo interveniente.

A osteointegração pode ser definida como: "1. integração óssea (1993) a aparente ligação direta ou conexão do tecido ósseo a um material aloplástico inerte sem tecido conjuntivo interveniente. 2. O processo e a ligação direta aparente resultante da superfície do material endógeno e dos tecidos ósseos do hospedeiro sem intervenção de tecido conjuntivo. 3. A interface entre o material aloplástico e o osso. " - GPT. Branemark também afirmou que o implante não deve ser carregado e deve ser deixado fora de ação durante a cicatrização

Factores que afectam a osteointegração-

- Carga oclusal
- Biocompatibilidade do material
- Conceção do implante
- Superfície do implante
- Leito do implante (local da cirurgia)
- Técnica cirúrgica
- Infeção

Parafuso do pilar

O parafuso do pilar é o dispositivo utilizado para fixar o pilar ao implante. A principal utilização dos parafusos nas restaurações com implantes é a fixação dos componentes protéticos. Em quase todos os sistemas de implantes, é utilizado um parafuso para fixar o componente do pilar, ou seja, o pilar para retenção do cimento, o pilar para retenção do parafuso e o pilar para fixação ao corpo do implante [fig. 28]. (7)

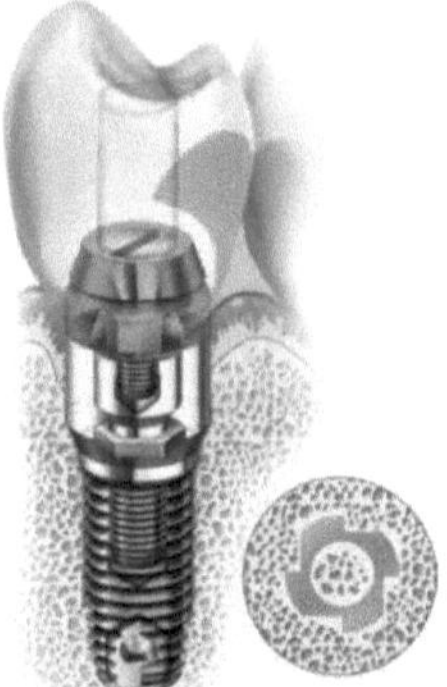

Figura. 28 pilar

Desvantagens da prótese aparafusada (7)

1. A pressão hidrostática provoca um assentamento incompleto
2. O excesso de cimento na crista óssea é difícil de remover
3. O cimento residual causa periimplantite
4. Diâmetro pequeno do pilar
   a. Menos retenção
   b. Risco de rutura
5. Propriedades metal-metal dos agentes de cimentação
6. Substituição difícil de componentes (irrecuperável)

Vantagens da coroa aparafusada(7)-

1. Fácil
2. Eficiente e previsível
3. Recuperável para componentes de transferência, etc.
4. Ausência de cimento na área periimplantar de tecidos moles
5. Retenção mesmo em dimensões reduzidas

Design de cabeça de parafuso

Um parafuso é apertado através da aplicação de um binário. O binário aplicado desenvolve uma força no interior do parafuso denominada pré-carga. É uma tensão gerada num parafuso de pilar após o aperto e é determinante direta da força de aperto. Quando um parafuso é apertado, alonga-se, produzindo tensão. A recuperação elástica do parafuso puxa as duas partes em conjunto, criando uma força de aperto. A cabeça do parafuso é mais larga do que o diâmetro da rosca e, na maioria das vezes, é plana. O desenho da cabeça cónica reduz o efeito de aperto e reduz a força de tração nas roscas do parafuso.

A cabeça cónica do parafuso distorce e alinha os componentes não passivos e dá a uma peça fundida não passiva a aparência de um ajuste adequado, mas a superestrutura não é deformada permanentemente, o que provoca tensão no sistema. Mesmo uma força de binário de 10 N/cm aplicada a um plano inclinado de um parafuso pode distorcer uma superestrutura e resultar numa tensão significativa na região da crista óssea. Além disso, a maior parte da força no parafuso cónico é distribuída pela cabeça e não pelo componente do parafuso de fixação. Um parafuso de cabeça plana distribui as forças de forma mais uniforme nas roscas e na cabeça do parafuso e é menos provável que distorça um molde não passivo. Como resultado, o dentista pode identificar e corrigir a fundição não passiva. (7)

É preferível um parafuso de cabeça chata para parafusos protéticos. Quando se aplica 20 N-cm de força de binário a um parafuso de cabeça chata, 10 N-cm de força de aperto são aplicados à cabeça do parafuso e 10 N-cm são distribuídos pelas roscas do parafuso. O aumento do binário nas roscas aumenta a tensão nos componentes e diminui o risco de afrouxamento. Um parafuso de cabeça plana também distribui as forças de forma mais uniforme nas roscas e na cabeça do parafuso e é menos provável que distorça um molde não passivo. Como resultado, o dentista pode identificar mais facilmente a peça fundida não passiva. A forma da rosca Spiralock foi utilizada exclusivamente por um fabricante de implantes (BioHorizons Dental Systems, Birmingham, AL). O pilar do implante Spiralock e os parafusos protéticos têm, cada um, oito a dez roscas. Num estudo prospetivo de cinco anos, não foi relatado qualquer afrouxamento do parafuso do pilar. (10) Num relatório multicêntrico de dez anos para substituição posterior de um único dente, o afrouxamento do parafuso do pilar ocorreu em menos de 1% das próteses. A eliminação do afrouxamento do parafuso não é uma consequência de uma caraterística. No entanto, a utilização de princípios de engenharia melhorados pode, aparentemente, diminuir drasticamente o risco de afrouxamento do parafuso. É preferível utilizar um parafuso de cabeça plana para os parafusos protéticos. Quando se aplica 20 N-cm de força de binário a um parafuso de cabeça plana, 10 N-cm de força de aperto são aplicados à cabeça do parafuso e 10 N-cm são distribuídos pelas roscas do parafuso. O aumento do binário nas roscas aumenta a tensão nos componentes e diminui o risco de afrouxamento. Um parafuso de cabeça plana também distribui as forças de forma mais uniforme nas roscas e na cabeça do parafuso e é menos provável que distorça um molde não passivo. Como resultado, o dentista pode identificar mais facilmente a peça fundida não passiva (7)

Desenho e número da rosca-

O desenho da rosca e o número de roscas também são factores primários que influenciam o risco de afrouxamento do parafuso. O desenho mais comum do parafuso do pilar utilizado pelos fabricantes de implantes é uma fixação com um ângulo de 30 graus em forma de V. O desenho da fixação permite que o binário de pré-carga aplicado ao parafuso estique o componente macho para baixo do ângulo de 30 graus do componente fêmea do parafuso para ajudar a fixar os componentes metálicos.

No entanto, este desenho de parafuso coloca a maior parte do binário nas primeiras roscas. Como resultado, a maioria dos fabricantes só tem algumas roscas nos seus desenhos de parafusos de pilar. O desenho mais comum é um parafuso de cabeça plana, de haste longa, com seis roscas para conseguir um alongamento ótimo. Desenhos de parafusos de pilar ou protéticos. Uma vez que o parafuso protético tem menos diâmetros do que um parafuso de pilar, tem menos roscas. O desenho mais comum do parafuso do pilar é uma cabeça plana com cinco roscas e quatro roscas para um parafuso protético [fig. 29] (7)

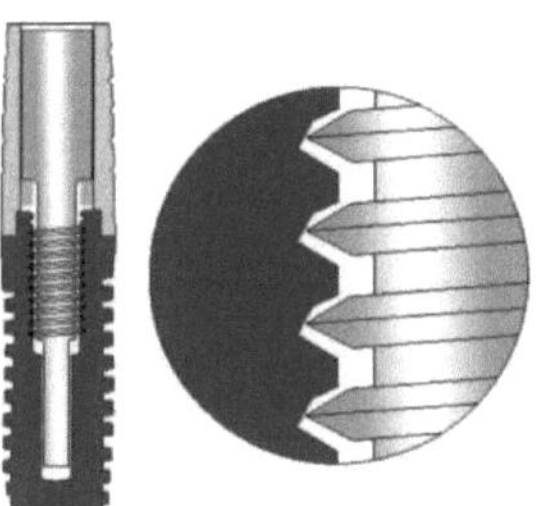

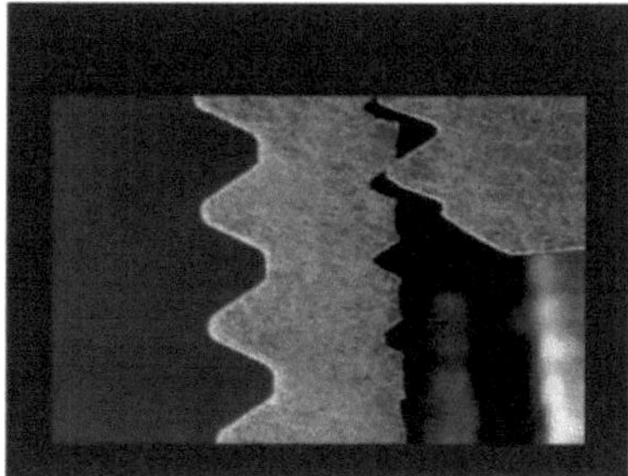

Figura. 29 Uma rosca em V de 30 graus

Composição metálica -

O material de construção é sugerido como um fator primário para aumentar o desempenho do parafuso. A composição do metal pode influenciar a quantidade de pré-carga antes da fratura e, por conseguinte, afetar diretamente a quantidade de pré-carga que pode ser utilizada com segurança. O desenho do parafuso e a resistência ao escoamento variam muito entre fabricantes (12,4 N para um parafuso de ouro e 83,8 N para um parafuso de fixação de titânio). O alongamento do metal está relacionado com o módulo de elasticidade, que depende do tipo de material, da sua largura, do seu desenho e da quantidade de tensão aplicada por área. Assim, um parafuso de ouro apresenta um maior alongamento, mas uma menor tensão de cedência do que um parafuso feito de liga de titânio.

O material de que o parafuso é feito (por exemplo, liga de titânio ou ouro) tem um módulo de elasticidade específico. A deformação plástica ou a distorção permanente do parafuso é o ponto final do módulo de elasticidade. A liga de titânio tem quatro vezes mais resistência à fratura por flexão do que o titânio de grau um. Por conseguinte, os parafusos do pilar fabricados em titânio de grau um deformar-se-ão e fraturar-se-ão mais facilmente do que a liga (7).

Embora as resistências dos diferentes graus de titânio sejam dramaticamente diferentes, o módulo de elasticidade é semelhante. O módulo de elasticidade é semelhante para o titânio de grau 1 a 4. Por conseguinte, a tensão do parafuso do pilar é semelhante em cada grau de titânio, mas a carga de segurança relativa à fratura é diferente. A liga de titânio (grau 5) tem um módulo de elasticidade ligeiramente superior. Embora não seja clinicamente relevante para a osseointegração metal-osso, o parafuso de liga de titânio deve utilizar um valor de pré-carga ligeiramente superior. Também é importante considerar o metal para a chave de parafusos utilizada na chave de torque. O facto de a cabeça do parafuso se partir impede o clínico de apertar ou remover o parafuso. Alguns fabricantes fabricam a chave dinamométrica em liga de titânio e o parafuso é feito de ouro ou titânio. O conceito é que a chave dinamométrica não deforma o hexágono e não se descasca, pelo que o dispositivo dura mais tempo. No entanto, isto não é o ideal. É mais fácil substituir a chave dinamométrica do que o pilar ou o parafuso protético. Por isso, a chave dinamométrica deve ser feita de titânio(7) e o parafuso de liga de titânio. Também devido ao diâmetro exterior do parafuso, à profundidade das roscas do parafuso, à precisão dos componentes, à conicidade e à má utilização das ferramentas, causam grandes variações nas complicações do afrouxamento do parafuso.(?)

Estado da superfície

O estado da superfície do parafuso é uma questão controversa na mecânica dos parafusos. No entanto, aqueles que defendem a utilização de revestimentos que reduzem o atrito afirmam que o ganho de pré-carga é uma forma eficaz de melhorar a fixação. Os testes efectuados em parafusos lubrificados e não lubrificados indicam que pode não haver qualquer diferença estatística. (7)

Diâmetro do parafuso

O diâmetro do parafuso pode afetar a quantidade de pré-carga aplicada ao sistema antes da deformação. Quanto maior for o diâmetro, maior será a pré-carga que pode ser aplicada e maior será a força de aperto na articulação do parafuso. Os parafusos do pilar soltam-se menos frequentemente porque podem suportar uma pré-carga mais elevada em comparação com os parafusos de coping e protéticos. Algumas empresas oferecem diâmetros semelhantes para parafusos de pilar e parafusos protéticos. Como resultado, pode ser utilizada uma força de aperto semelhante (7) para qualquer um dos componentes. Regra geral, os parafusos do pilar desapertam com menos frequência e podem suportar uma pré-carga mais elevada em comparação com os parafusos de coping. Para além disso, os parafusos de coping não têm um hexágono anti-rotativo, pelo que não podem ser utilizados dispositivos anti-torque. (11)

Pré-carga

É a diferença entre o alongamento do parafuso e a recuperação elástica. Isto determina a "força de aperto" que une o pilar e o implante. O afrouxamento do parafuso ocorre quando as forças que actuam no implante são superiores à "força de aperto" ou pré-carga do parafuso. (12)

A pré-carga de um pilar ou parafuso protético é a carga inicial criada pela aplicação de um binário e provoca o alongamento do parafuso. A pré-carga coloca o parafuso em tensão e conduz a uma força de aperto excessiva entre as peças do sistema de implantes. O objetivo de apertar um parafuso utilizando a tensão de pré-carga é maximizar a vida de fadiga do parafuso e, ao mesmo tempo, proporcionar uma resistência satisfatória ao afrouxamento. A pré-carga é afetada por sete factores: magnitude do binário, conceção da cabeça do parafuso, conceção e número de roscas, composição do metal, ajuste dos componentes, estado da superfície e diâmetro do parafuso. (7)

Um princípio de engenharia mecânica que afecta a pré-carga é o relaxamento da inserção, ou seja, o assentamento. Uma vez que as roscas internas do implante e as roscas dos parafusos que entram em contacto com estas roscas internas não podem ser maquinadas de forma perfeitamente lisa, é inevitável a ocorrência de pontos altos em ambas as superfícies.

Estes pontos altos serão as únicas superfícies de contacto quando o binário de aperto inicial é aplicado ao parafuso e a pré-carga é desenvolvida. Ocorre então o relaxamento do embutimento, em que os pontos ásperos se achatam (ou desgastam) sob carga, e 2% a 10% da pré-carga inicial é perdida. A quantidade de relaxamento ou assentamento do encaixe que ocorre depende do número de pontos rugosos nas superfícies de contacto, da dureza da superfície do implante e do parafuso e da quantidade de carga aplicada ao sistema. Após o relaxamento da inserção, a aplicação de um binário de aperto actuará novamente para recuperar a pré-carga. O procedimento clínico sugerido por Bakaeen et al (13) para ultrapassar os efeitos de assentamento consiste em **voltar a apertar o parafuso do pilar dez minutos após a primeira aplicação de torque.**(14)

Magnitude do binário

A quantidade de força aplicada para apertar uma junta roscada está relacionada com o sucesso da ligação dos componentes. As forças de rotação de binário num parafuso podem ser medidas em newton-centimetros (N-cm). Um binário demasiado pequeno leva a forças de aperto baixas, o que aumenta o risco de afrouxamento. As forças de aperto num componente de parafuso metal-metal são uma das considerações mais importantes para a fixação do parafuso a longo prazo. A resistência da articulação melhora mais com o aumento das forças de aperto do que com qualquer outra condição diretamente relacionada com o parafuso. A força de fixação é diretamente proporcional à força utilizada para apertar o parafuso. A magnitude da pré-carga está diretamente relacionada com a força de aperto. O binário aplicado a um componente do parafuso afecta tanto as forças de compressão nas roscas como a força de compressão aplicada à cabeça do parafuso no componente recetor. O binário aplicado ao parafuso também resulta em forças de tração no componente macho do parafuso. Um binário demasiado grande resulta na fratura do parafuso ou na remoção dos componentes da rosca. A quantidade de binário sugerida para uma pré-carga deve ser 75% do valor para atingir a deformação permanente do parafuso, de modo a proporcionar uma válvula de segurança para a junta do parafuso. (15) Num estudo realizado por Misch com cento e trinta e seis dentistas, o binário médio colocado numa união aparafusada com uma chave de fendas manual foi de 11 N-cm e variou entre 5 e 21 N-cm. Como consequência, o afrouxamento do pilar e do parafuso durante essa época foi observado em quase 50% das restaurações. No início dos anos 90, foi utilizada uma chave dinamométrica para fornecer estas forças de aperto. Uma chave dinamométrica utiliza as vantagens de uma alavanca para aplicar a força. O comprimento da alavanca de uma chave dinamométrica pode aumentar a magnitude do binário para mais de 100 N-cm de força de aperto no parafuso, muito para além do limite elástico do material. Por isso, a chave tem uma válvula de segurança que limita o valor do binário a um limite consistente. Uma chave dinamométrica com um binário elevado estica o parafuso do pilar. Este conceito reduziu o afrouxamento do parafuso do pilar para menos de 16% durante o primeiro ano de carga.(16) Sugere-se a autoclavagem das chaves dinamométricas manuais na posição aberta e que o médico teste a chave dinamométrica antes de a utilizar, para se certificar de que as peças não estão congeladas no local (Fig. 31). Periodicamente, a chave dinamométrica deve ser recalibrada pela empresa de implantes ou pelo fabricante.

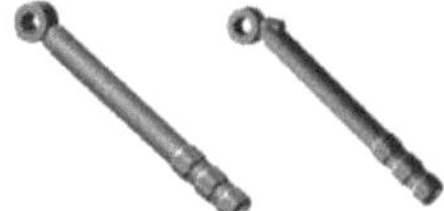

Figura. 31 A chave de fendas precisava de ser autoclavada em

Um ângulo de 30 graus, um desenho de rosca de parafuso em forma de V é mais frequentemente utilizado para a ligação metal-metal de um sistema de implante e é designado por *desenho de rosca de fixação.* Esta inclinação de 30 graus coloca cargas de cisalhamento nos componentes metálicos e permite que o metal seja esticado durante a pré-carga para evitar o afrouxamento do parafuso. A quantidade de binário sugerida pela maioria dos fabricantes de implantes para os parafusos do pilar varia entre 20 e 35 N cm. No entanto, a literatura refere uma grande divergência nos valores de torque óptimos aplicados aos componentes do parafuso, variando entre 12,4 e 83,8 N-cm, dependendo do material e do desenho do parafuso. É de notar que, uma vez que o valor de binário utilizado durante a pré-carga é inferior à deformação permanente do material do parafuso, o comprimento esticado do parafuso recupera ligeiramente e reduz a força de aperto. Consequentemente, sugere-se que o parafuso seja apertado até 75% da sua deformação permanente de 30 N-cm e depois desapertado e apertado novamente. Após dez minutos, o parafuso é novamente apertado, mas não deve ser desapertado após a segunda vez. Este método de binário retardado reduz a quantidade de recaída na deformação do parafuso. À medida que os componentes do parafuso trabalham uns contra os outros, o desgaste (assentamento) diminui lentamente a força de aperto do parafuso para manter os componentes juntos. Por conseguinte, pode ser vantajoso apertar periodicamente um parafuso após cada período de vários anos, especialmente num doente com forças externas superiores às habituais.

Altura (ou profundidade) do hexágono

A altura (ou profundidade) do hexágono anti-rotacional está diretamente relacionada com a força aplicada ao parafuso do pilar com qualquer carga lateral. Uma vez que a coroa está ligada ao pilar e o pilar assenta na plataforma do implante, uma força lateral na coroa cria uma força de inclinação no pilar. Esta força de inclinação é resistida pela altura ou profundidade do hexágono, pela plataforma e pelo parafuso do pilar. Quando o arco de rotação está acima da altura do hexágono, toda a força é aplicada ao parafuso do pilar. Para que a altura do hexágono esteja acima do arco de forças de inclinação, a altura do hexágono deve ser de, pelo menos, 1 mm para um implante de 4 mm de diâmetro. No entanto, muitos fabricantes de implantes que utilizam uma altura de hexágono têm apenas um hexágono de 0,7 mm, pelo que quase toda a força é dirigida para o parafuso do pilar, aumentando a ocorrência de afrouxamento e fratura do parafuso. Quando os implantes de hexágono interno foram introduzidos, a conexão interna não alterou a altura total da posição da plataforma do implante no osso. A caraterística anti-rotação não afectou o fecho dos tecidos moles. Assim, a dimensão do hexágono podia ser maior e esta altura adicional reduzia a força sobre o parafuso do pilar. No estudo de falha estática de Boggan et al., o hexágono interno de 1,7 mm teve uma carga maior antes da falha do que o hexágono externo de 0,7 mm.(1)

Diâmetro da plataforma

O diâmetro da plataforma permite que o pilar assente no módulo da crista do implante adjacente ao hexágono anti-rotacional (externo ou interno). As forças de inclinação aplicadas ao pilar formam um arco com um raio desde a margem exterior do pilar oposta à força até à dimensão do hexágono no mesmo lado da força. A largura da plataforma resiste ao arco de rotação no lado oposto à força de inclinação. A plataforma mais estreita tem um ponto de apoio e uma largura de plataforma curtos, o que a torna mais vulnerável às forças de inclinação. Quanto maior for o diâmetro da plataforma, maior será a resistência às forças de inclinação. Por conseguinte, quanto maior for o diâmetro da plataforma, menor será a força aplicada ao parafuso do pilar.

No estudo de Boggan et al., a força no parafuso do pilar diminuiu doze unidades quando a altura do hexágono de 0,7 mm foi aumentada para 1,0 mm. Quando a força no parafuso foi avaliada para um implante de 4 mm de diâmetro em comparação com um implante de 5 mm de diâmetro (com a mesma altura hexagonal), observou-se uma diminuição da força de 40 unidades (1). Por outras palavras, o diâmetro do implante (e a dimensão da plataforma correspondente) foi mais importante para reduzir o risco de afrouxamento do parafuso do que a altura (ou profundidade) do hexágono anti-rotacional. Num relatório clínico de Cho et al., foi observado um afrouxamento do parafuso do pilar durante um período de três a sete anos em 14,5% dos implantes com 4 mm de diâmetro. Quando um implante de 5 mm de diâmetro suportou a prótese, o afrouxamento do parafuso foi reduzido para 5,8%. (17) Os implantes de maior diâmetro com uma plataforma mais larga devem ser utilizados para diminuir a força aplicada ao parafuso do pilar sempre que os factores de força externa forem maiores do que o habitual. Assim, sugere-se a utilização de um implante mais largo na restauração de um dente do canino ou do incisivo central maxilar em pacientes com bruxismo.

PARAFUSO DA TAMPA

Após a colocação de um implante, os componentes internos são cobertos por um pilar de cicatrização ou por um parafuso de cobertura. Um parafuso de cobertura está nivelado com a superfície do implante dentário e foi concebido para ser completamente coberto pela mucosa. Após um período de integração, é necessária uma segunda cirurgia para refletir a mucosa e colocar um pilar de cicatrização. Um pilar de cicatrização atravessa a mucosa e a mucosa circundante adapta-se à sua volta. Os pilares de cicatrização estão disponíveis em diferentes alturas e diâmetros, que são selecionados com base em situações clínicas. Quando se segue um procedimento tradicional de duas fases, normalmente é imediatamente aparafusado um parafuso de cobertura à cabeça do implante para o proteger do crescimento do osso ou dos tecidos moles sobre e dentro dele. De seguida, os tecidos moles são suturados, cobrindo a fixação do implante e o parafuso de cobertura (18)

Os parafusos de cobertura são especialmente indicados quando a estabilidade inicial do implante é questionável, ou seja, com um torque de inserção inferior a 10 Ncm. As tampas de cicatrização convencionais são concebidas para serem alargadas através da espessura do tecido gengival e para o interior da cavidade oral, de modo a formar o tecido mole para um perfil de emergência ideal das futuras restaurações.

Estas tampas de cicatrização estão disponíveis em três diâmetros -

- Estreito (4,1 mm)
- Padrão (4,8 mm)
- Largo (6,5 mm)

E são selecionados com base no espaço disponível entre os dois dentes adjacentes e no tipo de prótese que se pretende utilizar. Para cada diâmetro de tampa de cicatrização, existem 3 comprimentos de colo diferentes disponíveis -

- Curto (2,4 mm)
- Médio (3,8 mm)

- Longo (5,3 mm)

Que são concebidos para serem utilizados com colocações de implantes ao nível do osso, respetivamente. Após a cicatrização adequada e a integração do implante, a tampa de cicatrização pode ser removida e substituída por um pilar adequado ao nível do osso.

É importante utilizar tampas de cicatrização de colo médio e longo quando a colocação do implante é ao nível do osso para permitir um espaço adequado para a largura biológica e permitir o crescimento ósseo sobre a cabeça do implante. A colocação de uma tampa de cicatrização curta num implante colocado na crista pode causar perda óssea na crista até que a largura biológica mínima seja estabelecida. Recomenda-se a utilização de tampas de cicatrização com colo mais comprido, em caso de dúvida, para permitir a formação de osso da crista adequado e o estabelecimento da largura biológica. O comprimento do colo mais adequado pode ser selecionado ao selecionar/fabricar o pilar. (19)

Tampas de cicatrização de fundas (19)

As tampas de cicatrização Sling são oferecidas como uma solução única para a estabilização do retalho mucoperiosteal durante o processo de cicatrização inicial. A cabeça divergente especial das tampas de cicatrização sling evita que as suturas deslizem durante o processo de sutura e/ou o subsequente movimento e inchaço dos tecidos moles. As tampas de cicatrização Sling têm um diâmetro de 5,5 mm. Existem em iterações de colo curto e longo utilizadas para diferentes níveis de colocação de implantes. Ajudam a evitar que os tecidos moles cresçam sobre a tampa de cicatrização quando se trata de periósteo móvel, espesso e/ou inflamado.

As tampas de cicatrização com fundas colocariam mais forças no implante durante a fase de cicatrização. Por este motivo, o médico deve ter a certeza de que a estabilidade inicial do implante é suficiente para suportar esta pressão adicional resultante do movimento da mucosa, da tração muscular e da prótese temporária que poderá suportar. Os componentes de cicatrização devem ser colocados manualmente ou a 20 rpm com um binário não superior a 15NCm. O material constituinte dos componentes de cicatrização é uma liga de titânio de grau vinte e três. Como alternativa à colocação de componentes de cicatrização, podem ser utilizados pilares aquando da colocação do implante, se a situação clínica o permitir.

Pilares de cicatrização

As tampas de cicatrização também são conhecidas como extensões transmucosas. Nos doentes com mucosa oral espessa, são utilizados cilindros de titânio para prolongar o implante acima do tecido mole, o que resulta no desenvolvimento de uma vedação permucosa à volta do implante. Este componente do implante também tem sido designado por pilar de cicatrização, uma vez que na cirurgia de descoberta da fase II é frequentemente utilizado para a cicatrização inicial dos tecidos moles. As extensões são constituídas por um corpo e um parafuso de retenção.

O corpo do pilar de cicatrização é fabricado com diversas variações. Uma contém canais na sua superfície inferior que encaixam num encaixe hexagonal na superfície superior do implante e numa anilha de bloqueio. Numa segunda variação, a tampa de cicatrização está aberta para o centro na sua superfície inferior e numa terceira variação não existem canais na sua superfície inferior. A anilha de bloqueio é um segmento helicoidal feito de um elemento precioso, como a liga de ouro fundido tipo II ou titânio puro. Vista de cima, tem uma forma circular com uma rutura no círculo. A quebra está num ângulo de 60 graus em relação à horizontal quando vista de lado. Quando comprimida, a anilha de segurança achata-se num anel e a forma helicoidal perde-se completamente.(20)

A extensão permucosa está disponível em várias alturas para se adaptar às variações dos tecidos moles. Também pode ser reta, alargada ou anatómica para ajudar no contorno inicial da cicatrização do tecido mole. No caso de um procedimento cirúrgico de uma fase, a extensão da permucosa pode ser colocada aquando da inserção do implante. Esta extensão também serve para afastar a junção do pilar do implante do osso e pretende diminuir a perda óssea peri-implantar.

Alguns profissionais preferem utilizar estas extensões para as restaurações de arcada completa, de modo a que a prótese possa ser removida sem interferência dos tecidos moles peri-implantares. Tampa de cicatrização que não se solta e não requer a utilização de um binário excessivo que possa danificar o acessório ou a tampa de cicatrização ou ambos. Este efeito é conseguido através da utilização de dois componentes, uma tampa de cicatrização especialmente concebida e uma anilha de bloqueio especialmente concebida. (20)

Pilares de cicatrização pré-fabricados

Os pilares de cicatrização pré-fabricados são fornecidos pelo fabricante do implante para se adaptarem aos seus próprios implantes. As empresas melhoraram o desenho ao longo dos anos, com melhores contornos, melhores bordos e, por vezes, a cópia do pilar de transferência para uma melhor posição das margens gengivais. Estes desenhos requerem menos tempo de preparação no laboratório e na cadeira.

Pilares de cicatrização personalizados-

A forma circular dos pilares pré-fabricados torna-os mais imprevisíveis na moldagem do tecido para contornos semelhantes aos dos dentes naturais. Neste caso, para obter uma estética gengival ideal, os pilares convencionais foram personalizados com a ajuda de compósitos micropreenchidos. A forma do compósito micropreenchido tinha de satisfazer o perfil de emergência de um dente natural.

Para este efeito, os pilares podem ser tratados à superfície com jato de areia (grão 150 µ) para aumentar a área de superfície e melhorar a ligação micro-mecânica entre o compósito e a superfície do pilar do implante. O compósito micropreenchido pode ser preferido devido à sua capacidade de produzir uma superfície altamente polida. Isto ajuda na prevenção de qualquer colonização microbiana através da redução da acumulação de placa e também por ser uma superfície fácil de limpar. Este facto contribuiria para o desenvolvimento e manutenção de tecidos peri-implantares saudáveis. (21)

Pilares de cicatrização CAD-CAM-

O pilar de cicatrização também pode ser fabricado imediatamente após a cirurgia de implante dentário. Com o advento da tecnologia digital, é mais provável que os médicos tenham um scanner intra-oral e uma fresadora disponíveis. A digitalização da posição do implante dentário com um pilar de digitalização intra-oral e a fresagem do pilar de cicatrização CAD CAM com uma fresadora a partir de um bloco de PMMA oferece a opção de iniciar a cicatrização guiada dos tecidos moles a partir do dia da cirurgia do implante. O fabrico do pilar de cicatrização CAD CAM no dia da cirurgia de implante eliminará a necessidade de uma cirurgia de segunda fase e reduzirá o tempo total de cicatrização.

COIFAS DE TRANSFERÊNCIA

É fornecida uma coifa de impressão para tirar uma impressão de um implante instalado na boca de um doente. A coifa de impressão inclui uma porção de encaixe, uma tampa e uma porção de impressão. A porção de encaixe está adaptada para ser inserida numa cavidade interna do implante.

A porção de encaixe tem uma pluralidade de saliências que se estendem axialmente posicionadas à volta da periferia para encaixar os canais correspondentes na cavidade interna do implante. O eixo de encaixe está assim configurado para registar a orientação interna do implante no maxilar de um paciente. A porção de impressão da coifa inclui uma ou mais caraterísticas de embutimento adaptadas para serem embutidas num material de impressão dentária para a realização de uma impressão dentária.(22)

Os componentes de transferência para utilização com estes implantes e pilares são preferencialmente feitos de plástico, como o nylon. As transferências podem incluir, na sua extremidade distal, uma porção de corpo cilíndrico, uma passagem interna de tamanho e forma suficientes para encaixar sobre a porção frusto-cónica do implante e uma superfície da extremidade distal que assenta no ombro periférico plano do implante. Quando assim assente, a saliência circunferencial ou parcialmente circunferencial na superfície interna da tampa na sua extremidade distal encaixa na ranhura de retenção na porção frusto-cónica do implante. Os componentes de transferência podem também incluir, na sua extremidade proximal ou perto dela, duas ou mais porções espaçadas de forma geralmente elíptica e, distalmente a estas porções, flanges de apoio e aberturas cilíndricas na parede lateral do componente. Estas aberturas cilíndricas permitem a retenção do material de impressão. (23)

O material ideal para a coifa de impressão é:

- Titânio
- Plástico
- Alumínio anodizado

The impression transfer can be done by two techniques:

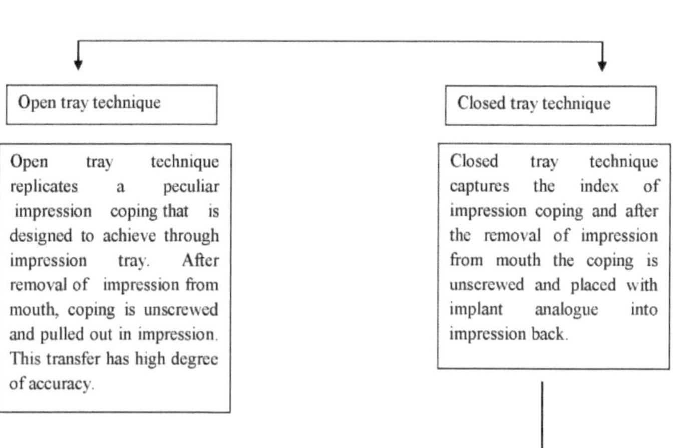

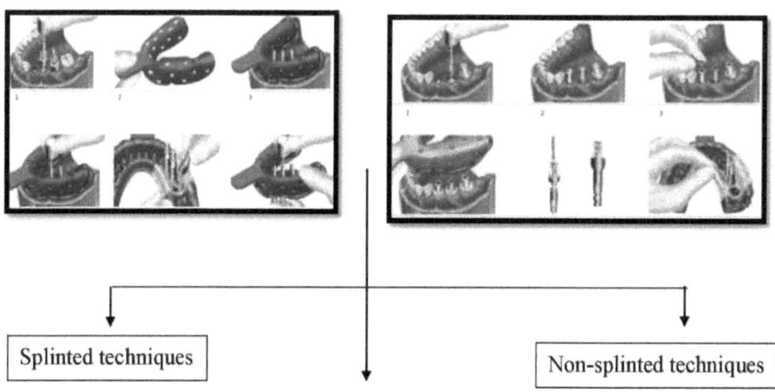

As coifas de impressão foram concebidas para efetuar a impressão final após o tecido mole ter amadurecido. Estas coifas têm o mesmo alargamento que os pilares de cicatrização e devem suportar totalmente o tecido mole à volta da cabeça do implante.

É necessária uma radiografia para confirmar a posição da plataforma do implante, caso contrário, é transferida uma localização incorrecta da coifa mal assente. Após a conclusão da transferência da impressão, o análogo do implante é aparafusado na coifa para facilitar o fabrico do molde em laboratório. Existem vários tipos de coifas disponíveis, que são selecionadas com base nas técnicas de moldagem. Se for efectuada uma restauração provisória, esta será fabricada em componentes provisórios, tais como cilindros provisórios. As restaurações permanentes podem ser aparafusadas diretamente à cabeça de fixação do implante ou através de um componente intermediário conhecido como pilar.

As coberturas de impressão podem ser dos seguintes tipos

- Coifas de impressão de moldeira fechada
- Coifas de impressão de bandeja aberta
- Coifas de impressão Press-Fit
- Mini coifas de impressão para implantes
- Coifa de impressão para várias unidades
- Transferência de coifa de impressão Snap-On

Coifas de impressão de transferência/tabuleiro fechado-

No tipo de transferência, a coifa fica retida na boca quando a impressão do conjunto é removida.

Abrir o tabuleiro e recolher as coifas de impressão

No tipo "pick up", a coifa é incorporada na moldagem e é removida da boca com a moldagem de conjunto. A técnica aberta pode ainda ser subdividida em técnicas com e sem ferulização.

Técnica de esparadrapo

O procedimento de esplintagem é recomendado no caso de implantes múltiplos para diminuir a quantidade de distorção e para melhorar a exatidão da impressão e a estabilidade do implante. A esplintagem das coifas de transferência evita o movimento de rotação das coifas de impressão no material de impressão durante a fixação analógica, o que proporciona melhores resultados do que a ausência de esplintagem.

Procedimento de imobilização

As coifas de impressão foram esplintadas com fio dentário e resina acrílica auto-polimerizável. As coifas de transferência foram atadas com quatro voltas completas de fio dentário e esplintadas com resina acrílica auto-polimerizável ou resina padrão e deixadas assentar durante três minutos. 17 minutos após a presa, a subestrutura de resina acrílica e as coifas de transferência esplintadas foram removidas da estrutura e as talas foram seccionadas em quatro peças separadas com um disco de diamante de peça de mão. Foi deixado um espaço padronizado de 0,2 mm entre as peças individuais. As coifas de moldagem quadradas foram então readaptadas aos implantes no modelo de resina e novamente pintadas com a mesma resina acrílica. (24)

Criação de impressões-

O material de impressão de polivinilsiloxano de consistência pesada foi carregado dentro da moldeira de impressão e o material de impressão de polivinilsiloxano de consistência ligeira foi meticulosamente seringado à volta das coifas de impressão para assegurar a cobertura completa das coifas. Os análogos dos implantes foram fixados às coifas de impressão nas impressões.

A impressão foi agora vazada para criar um modelo de coifa de impressão em plástico Snap-fit. Esta técnica utiliza uma coifa de impressão de encaixe por pressão, que é ligada ao implante por pressão em vez de ser aparafusada, e as coifas de impressão de plástico são recolhidas na impressão. Esta técnica não é uma moldagem de recolha porque não requer uma moldeira aberta, mas sim uma moldeira fechada. Também não é uma moldagem de transferência, porque as coifas de impressão de plástico são apanhadas nas moldagens.

Coifa **de impressão de encaixe**

Colocado no implante análogo ligado à coifa de moldagem de encaixe escolhido

Vantagens-

- Ajuda a superar o movimento da coifa de impressão dentro do material de impressão
- Poupança de tempo
- Tem as vantagens das técnicas de moldagem de implantes de moldeira aberta e fechada
- Mais confortável tanto para o médico como para o doente
- Fácil de manipular

A técnica snap-fit pode ser uma técnica de moldagem fiável, mas, no que respeita à exatidão desta técnica, nenhum estudo está disponível para investigação

Para a técnica de encaixe rápido, é importante efetuar uma radiografia periapical para verificar o encaixe entre a coifa de transferência e o implante. Verificar o assentamento dos componentes, se a interface é incorrecta, observar um pequeno espaço entre o pilar de moldagem e o análogo do implante. Certifique-se de que o pino de moldagem e o análogo do modelo estão firmemente aparafusados e totalmente encaixados na moldagem. Foi relatada a ocorrência de inibição da polimerização de materiais de moldagem de polissiloxano vinílico (VPS) com a utilização de barreiras protectoras de látex, tais como luvas. (24)

Coifas de impressão de transferência auto-indexáveis

Um tipo mais recente de coifa de transferência dentária para a realização de uma moldagem dentária do caso de um paciente, na qual é preservada a informação sobre a posição rotacional de um implante instalado em torno do seu eixo, tem vários elementos de bloqueio de moldagem dispostos na sua superfície exterior. Estes elementos estão indexados rotacionalmente ao dispositivo anti-rotação do implante e estão uniformemente dispostos à volta da coifa, de modo a que esta possa ser removida da moldagem e reinstalada na mesma em muitas posições rotacionais sem perder a informação rotacional do implante. (25)

Restauração provisória como coifa de impressão

A utilização de uma restauração provisória como coifa de impressão é outro método para efetuar uma impressão do tecido mole à volta do implante. O objetivo desta técnica é identificar a margem da coroa utilizando um pilar personalizado e, ao mesmo tempo, capturar o tecido mole em redor do implante.

Vantagens-

- Podem captar pormenores do tecido mole à volta do implante.
- Poupe tempo na cadeira clínica ao utilizar coifas de impressão personalizadas com resina acrílica autopolimerizável para capturar a arquitetura do tecido mole em redor do implante.

Desvantagem

- É necessária uma taxa de laboratório adicional.

Procedimento-

- Efetuar uma moldagem ao nível do implante com material de moldagem de polisiloxano vinílico. Faça um pilar personalizado e um pilar temporário adequados para que tenham a mesma forma.
- Fabricar a coroa provisória com resina acrílica autopolimerizável. Revestir a coroa provisória intra-oralmente.
- Colocar o pilar provisório e cimentar provisoriamente a coroa provisória para permitir a modelação do tecido mole durante aproximadamente duas a quatro semanas.
- Efectue uma moldagem definitiva utilizando material de moldagem de polissiloxano vinílico com a coroa provisória no lugar. Em seguida, montar o pilar personalizado com a réplica do implante

- Colocar este conjunto na restauração provisória que foi transferida pelo material de moldagem de polissiloxano vinílico. Adicionar o material de tecido mole simulado à volta da réplica do implante e vazar o molde definitivo com gesso tipo IV. Após aguardar a presa do gesso, colocar a restauração provisória no pilar provisório intra-oralmente e fabricar a restauração definitiva. (26)

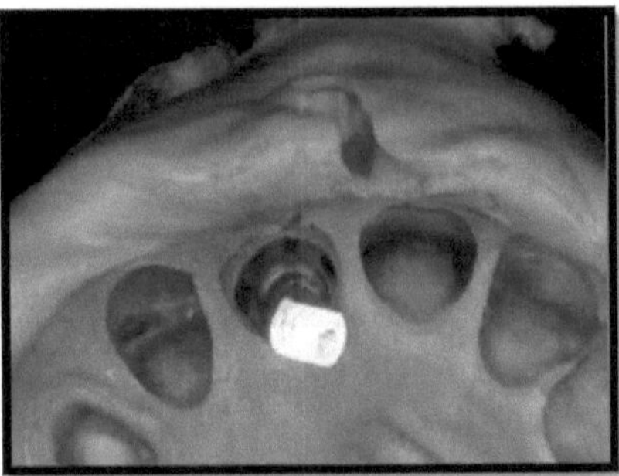

Figura. 32 Impressão definitiva com a coroa provisória colocada

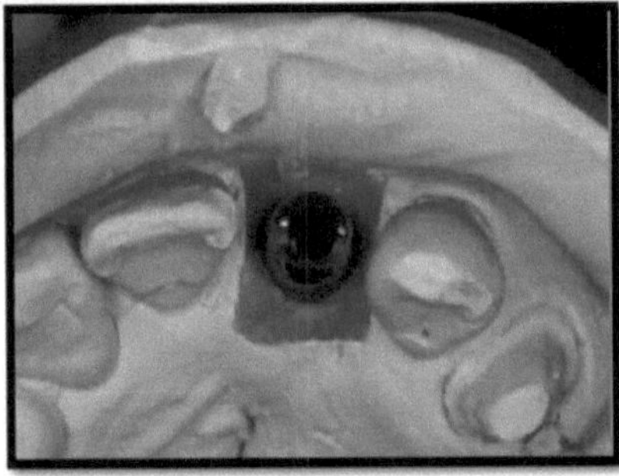

Figura. 33 Molde de tecido mole produzido à volta do implante.

Análogo de laboratório

Um análogo é definido como algo que é análogo ou semelhante a outra coisa. Um análogo de implante é utilizado no fabrico do molde mestre para replicar a porção retentiva do corpo ou pilar do implante (análogo do corpo do implante, análogo do pilar do implante). Após a obtenção da impressão principal, o análogo correspondente (por exemplo, corpo do implante, pilar para parafuso) é fixado à coifa de transferência e o conjunto é vertido em gesso para fabricar o molde principal.

Os análogos de laboratório são réplicas metálicas que duplicam a cabeça do implante ou o pilar ligado ao implante e que são utilizadas em laboratório para construir o modo de trabalho[60]. Os análogos ou réplicas de implantes são utilizados pelos técnicos de laboratório para reproduzir os implantes e a sua posição na boca de um paciente. Um modelo da dentição do paciente é moldado utilizando um molde.

O análogo, aparafusado na coifa de impressão, é colocado no modelo de gesso durante o procedimento de moldagem. A coifa do implante com o análogo fixado fornece uma plataforma de referência fixa exacta (uma réplica da posição do implante) a partir da qual o técnico pode colocar e moldar o pilar e construir a coroa ou ponte para o implante.

Análogos de implantes Materiais utilizados

- Aço inoxidável
- latão

É feita através de uma impressão dos dentes e implantes do paciente e utilizando essa impressão para criar uma cópia que mostra exatamente a anatomia do implante tal como existe na boca do paciente. Isto permite a um profissional de medicina dentária construir a prótese e colocar corretamente os pilares. A utilização de um análogo de laboratório pode reduzir os erros que envolvem a colocação de implantes e pilares de implantes. Existe software disponível, como uma aplicação de laboratório analógico, que pode ajudar no processo de criação de uma réplica. Além disso, a utilização do manual de laboratório fornecerá aos técnicos as instruções necessárias para utilizar corretamente o software. (27)

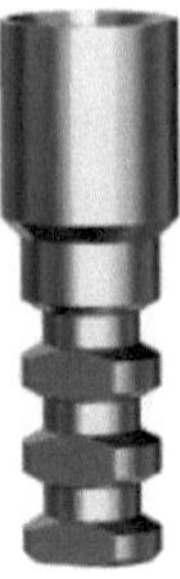

Figura. 34 Laboratório analógico

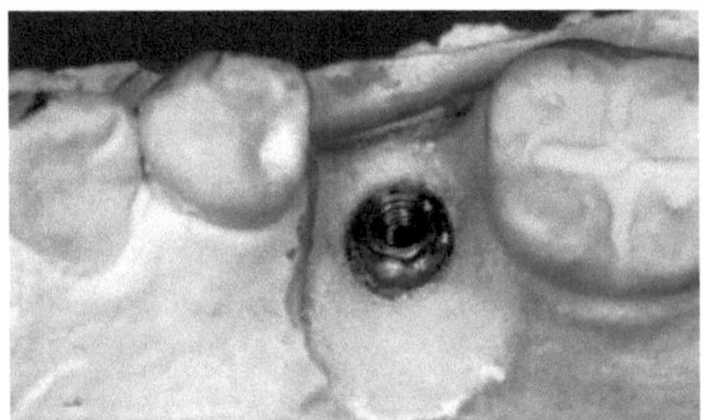

Figura. 35 Análogo de laboratório no molde de tecido mole

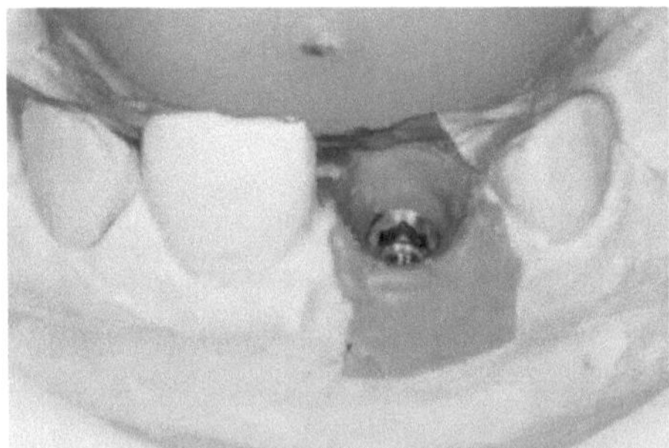

Figura. 36 Análogo de laboratório sobre molde com gengiva flexível

MUDANÇA DE PLATAFORMA

O objetivo da medicina dentária moderna é proporcionar aos pacientes uma boa saúde oral de uma forma previsível. O paciente parcial e completamente desdentado pode não ter uma função mastigatória normal, uma boa estética e fonação com uma prótese removível tradicional. Ao usar uma prótese amovível, normalmente a capacidade mastigatória dos pacientes será reduzida para um sexto do nível anteriormente experimentado com a dentição natural.

a sua dimensão de forma semelhante à dos dentes naturais saudáveis. Os critérios mais importantes para o sucesso dos implantes dentários são a presença de uma boa quantidade e qualidade de osso à volta dos implantes. Adell et al. [2] foram os primeiros a qualificar e relatar a perda óssea marginal. O seu estudo indicou uma maior magnitude e ocorrência de perda óssea durante o 1º [primeiro] ano de carga protética.

A preservação da crista óssea deve ser sempre considerada durante o planeamento da colocação de implantes. A perda de osso da crista pode resultar numa maior acumulação de bactérias, resultando numa peri-implantite secundária e na perda de suporte ósseo, o que leva a uma sobrecarga oclusal, resultando no fracasso do implante. Além disso, a reabsorção do osso marginal afecta os contornos gengivais e pode resultar na perda da papila interproximal.

Em implantologia dentária, a mudança de plataforma (PLS) é um método utilizado para preservar os níveis de osso alveolar à volta dos implantes dentários. O conceito refere-se à colocação de um pilar de restauração de diâmetro mais estreito em implantes de diâmetro mais largo, em vez de colocar pilares de diâmetros semelhantes, o que se designa por platform matching (PLM)

HISTÓRIA

Descobertos acidentalmente no final dos anos 80, os benefícios da PLS tornaram-se o foco da investigação relacionada com implantes com uma frequência crescente. Pode ser considerado um meio de prevenir a perda óssea peri-implantar inicial.

A introdução de implantes de diâmetro largo no final da década de 1980 criou uma situação em que foram utilizados pilares de diâmetro padrão incompatível, simplesmente devido à falta de disponibilidade comercial de componentes para combinar com os implantes de diâmetro largo. A consequência desta forma de tratamento foi uma "mudança de plataforma" não intencional, que ficou conhecida como "PLS".

Por acaso, verificou-se que estes implantes apresentavam uma perda óssea inicial da crista inferior à esperada. Vários relatórios clínicos iniciais demonstraram respostas melhoradas dos tecidos moles e duros a estes implantes com plataforma trocada, levando muitas empresas de implantes a incorporar o PLS nos seus sistemas de implantes, mesmo para implantes de corpo mais estreito.

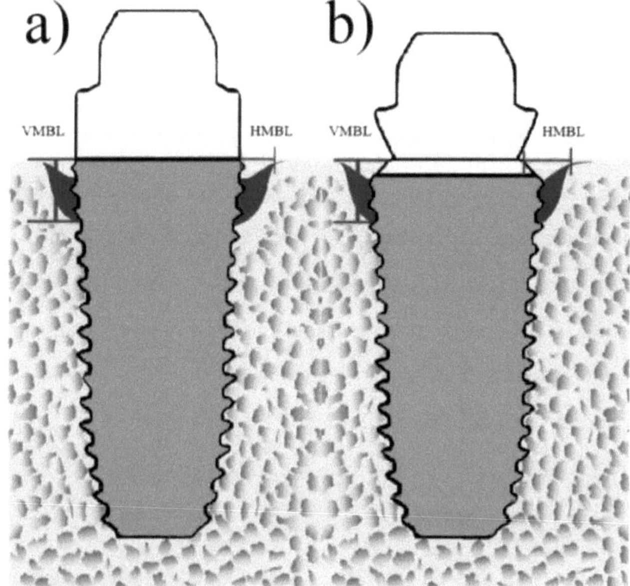

JUSTIFICATIVA

Uma prótese de implante ideal pode trazer de volta a atividade muscular normal, melhorando assim a função mastigatória para limites próximos do normal, bem como estimular o osso e manter

A "mudança de plataforma" foi definida como "um conceito de utilização de um pilar de implante com um diâmetro inferior ao dos pilares do implante dentário".(28)

O critério mais importante para o sucesso do implante dentário é a presença de uma boa quantidade e qualidade de osso à volta dos implantes, especialmente o osso da crista. No entanto, tem sido comum observar uma perda óssea peri-implantar precoce. Uma vez iniciada a perda de osso da crista, esta pode resultar numa maior acumulação bacteriana, dando origem a uma peri-implantite secundária, que pode ainda resultar na perda de suporte ósseo, o que, por sua vez, pode levar a uma sobrecarga oclusal e à perda de osso da crista, resultando, em última análise, no fracasso do implante. Além disso, a reabsorção do osso marginal afectará os contornos gengivais e pode resultar na perda da papila interproximal. Por conseguinte, a preservação da crista óssea deve ser considerada mesmo antes do planeamento do tratamento para a colocação do implante. Foram descritas na literatura várias abordagens para evitar a perda de osso da crista. A troca de plataforma é uma delas. (29) Durante os primeiros anos da colocação de implantes dentários, a perda óssea à volta dos implantes determina a taxa de sucesso do tratamento. O conceito de Platform Switching (PLS) preserva a perda óssea da crista, e esta abordagem deve ser aplicada clinicamente para o sucesso global dos implantes dentários [Fig. 21]. (30)

Na maioria dos sistemas de implantes de duas peças, após a ligação do pilar, existe um microgap entre o implante e o pilar. A relação microgap - nível ósseo da crista estudada radiograficamente demonstrou que o microgap entre o implante e o pilar tem um efeito direto na perda óssea da crista, independentemente das abordagens cirúrgicas. A migração epitelial para estabelecer uma largura biológica pode ser responsável pela perda óssea da crista.

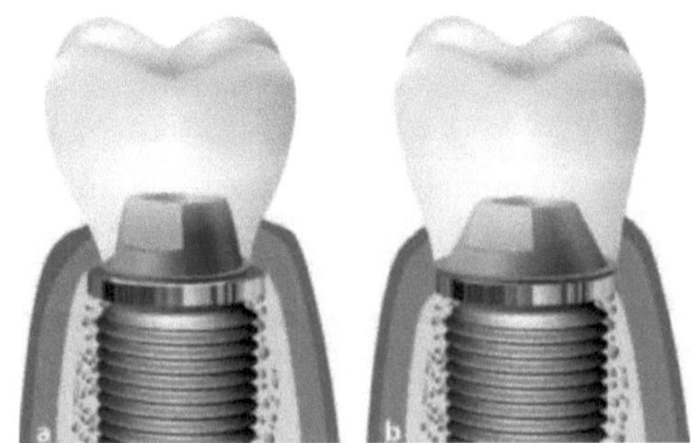

Figura. 21 Deslocação da junção implante-pilar em implantes com plataforma comutada.

Conceito de mudança de plataforma

A mudança de plataforma desloca o perímetro da junção implante-pilar (IAJ) para dentro, em direção ao eixo central do implante (31).

Em 1991, a Implant Innovations introduziu implantes de 5 e 6 mm de diâmetro com plataformas de restauração com as mesmas dimensões. Após um período de 5 anos, o padrão típico de reabsorção óssea da crista não foi observado radiograficamente nos casos em que foi utilizada a troca de plataforma. Isto ocorreu porque o deslocamento da JIA para o interior reposicionou o infiltrado de células inflamatórias e confinou-o numa área de 90° que não estava diretamente adjacente ao osso da crista. No entanto, considerou-se que seriam necessários mais estudos para comprovar as reais vantagens desta técnica.

A remodelação da crista óssea ocorre em resposta à tensão que se desenvolve entre o colo de um sistema de implante e o osso cortical. Uma vez que o osso cortical é 65% mais suscetível a forças de cisalhamento do que a forças de compressão, a perda óssea pode ser explicada pela falta de distribuição da tensão mecânica entre a porção coronal do implante e o osso circundante. Foi levantada a hipótese de que os picos de tensão óssea que surgem no osso marginal causam microfractura óssea e podem ser responsáveis, pelo menos em parte, pela perda óssea peri-implantar com padrões de saucerização após carga protética. Assim, a teoria atual do benefício da PLS está relacionada com o reposicionamento físico da JIA para longe do bordo exterior do implante e do osso circundante, contendo assim o infiltrado inflamatório dentro da largura do platform switch. (32)

A capacidade de aumentar o contacto osso-implante através da utilização de implantes de diâmetro largo também aumentou a probabilidade de obter estabilidade primária em áreas de osso de fraca qualidade. Na altura da introdução dos implantes de diâmetro largo, não estavam disponíveis componentes protéticos correspondentes e de dimensão semelhante. Por isso, os médicos restauraram-nos com pilares padrão de 4,1 mm. Após um período de 5 anos, o padrão típico de reabsorção óssea da crista não foi observado radiograficamente nos casos em que foi utilizada a troca de plataforma.

O microbiota associado aos implantes restaurados com troca de plataforma Canullo et al., em 2010[10]

examinaram as diferenças entre a composição das microbiotas peri-implantares associadas a implantes restaurados com a abordagem de troca de plataforma e implantes restaurados com um protocolo de conexão interna padrão. Foram examinados 48 implantes em 18 indivíduos, dos quais 33 implantes foram restaurados com PLS e 15 implantes foram restaurados utilizando a abordagem tradicional. Trinta e seis meses após a carga protética, foram colhidas amostras de placa subgengival dos aspectos mesio- e disto-bucais de cada implante e de um dente adjacente a um dos implantes em cada sujeito. Os níveis de 40 espécies subgengivais foram medidos utilizando a hibridação DNA-DNA em tabuleiro de controlo.

Os parâmetros microbiológicos foram calculados em média dentro de cada sujeito e entre sujeitos em cada grupo clínico (PLS versus controlo) e categoria de local (implantes versus dentes) separadamente. Não se registaram diferenças estatisticamente significativas entre os grupos para nenhuma das espécies. O grupo que mudou de plataforma mostrou uma pequena tendência para níveis mais baixos de membros colonizadores precoces dos complexos Actinomyces, púrpura e amarelo, espécies Campylobacter, Tannerella forsythia (anteriormente Tannerella forsythensis) e Porphyromonas gingivalis. Os dentes e os implantes apresentaram perfis microbianos semelhantes.

DISCUSSÃO

Indicações (32)

- Em situações em que é desejável um implante maior, mas o espaço protético é limitado.
- Na zona estética.
- Onde a preservação do osso da crista pode levar a uma estética melhorada.
- Quando é necessário utilizar implantes mais curtos.
- Se as estruturas anatómicas limitarem a altura do osso residual.
- Quando os implantes são colocados a menos de 3 mm de distância.
- Em crista edêntula estreita.
- Se forem utilizados implantes mais curtos em zonas atróficas.

Vantagens

- O infiltrado de células inflamatórias, que rodeia a JIA de forma semelhante a um colar, está contido no ângulo formado na interface, impedindo assim que se espalhe mais apicalmente ao longo do implante, onde de outra forma resultaria em alterações inflamatórias na crista óssea.
- A dimensão horizontal do degrau permite uma área adicional onde a fixação biológica pode ter lugar, limitando assim a extensão da remodelação fisiológica da crista óssea necessária para acomodar a zona biológica.
- Gestão óptima do espaço de restauração. Com o osso da crista preservado horizontal e verticalmente, o suporte é mantido para as papilas interdentais. A manutenção da altura do osso médio-facial ajuda a manter os tecidos gengivais faciais
- Suporte ósseo melhorado para implantes mais curtos.
- A possível influência do microgap na reabsorção óssea pode ser

diminuída deslocando a junção para o interior da crista óssea (32).

Desvantagens

- Necessidade de componentes com design semelhante.
- Necessidade de espaço suficiente para desenvolver um perfil de emergência adequado

Largura biológica e mudança de plataforma

A vedação do tecido mole peri-implantar é composta por um epitélio juncional e tecido conjuntivo. Este tecido mole biológico reveste o osso de suporte do implante numa zona com 3-4 mm de largura. Tarnow et al. mostraram que não só esta largura progride apicalmente, como também existe uma componente lateral da largura biológica à volta dos implantes. Esta componente lateral varia de 1,04 mm quando dois implantes contíguos são colocados a uma distância de 3 mm a 0,45 mm quando os implantes são colocados a mais de 3 mm de distância. O que significa que, se os implantes forem colocados demasiado perto uns dos outros, haverá uma sobreposição dos componentes horizontais da largura biológica de cada implante? Isto serve para aumentar a perda óssea vertical efectiva da crista entre os implantes. Foi demonstrado que o PLS tem o potencial de reduzir a reabsorção óssea vertical em até 70%.(32)

A mudança de plataforma é realmente benéfica?

Foi efectuado um estudo in vivo por Arora et al(33) para analisar e comparar a perda óssea crestal e a profundidade da bolsa em torno de implantes platform-switched colocados nas regiões anterior do maxilar e posterior da mandíbula. No estudo, foram avaliados oitenta implantes com um acompanhamento de vinte e quatro meses, concluindo-se que a quantidade de perda óssea registada na região anterior do maxilar, em comparação com a região posterior da mandíbula, foi significativamente superior. Isto pode dever-se possivelmente a um maior cantilever vertical e a cargas de compensação na região anterior em comparação com a região posterior. A profundidade de bolsa significativamente maior nas regiões distal posterior da mandíbula e palatina anterior da maxila pode estar relacionada com questões de manutenção da higiene oral.

Uma revisão sistemática efectuada por Hagiwara (34) de vários tipos e localizações de implantes. A maioria dos relatórios publicados até à data conclui que a PLS é eficaz na prevenção da perda óssea da crista.

Bahiram et al estudaram a influência dos implantes com mudança de plataforma nos tecidos duros e moles com o método dos elementos finitos e o padrão de distribuição de tensões observado em diferentes sistemas de implantes. Esta revisão sistemática concluiu uma melhoria na preservação do osso peri-implantar e uma melhor distribuição das tensões e uma menor transferência de tensões para o osso com a mudança de plataforma.

Haibin et al (35) compararam a distribuição de tensões entre implantes com e sem platform-switched para dentes unitários relativamente ao osso circundante, pilar e parafuso para 6 condições de carga diferentes. O modelo A simulou o implante com um pilar sem platform-switched e o modelo B foi para um pilar com platform-switched.

Uma carga de 100 N foi aplicada verticalmente e obliquamente na fossa central, na ponta da cúspide vestibular e na fossa distal, respetivamente. Os resultados mostram que a distribuição da tensão nos dois modelos é semelhante. Quando se utiliza o pilar platform-switched, a tensão máxima no osso circundante é mais baixa; no entanto, este valor é mais elevado no interior da estrutura de fixação e do parafuso.

Salama et al (36) efectuaram uma revisão sistemática para avaliar o efeito do conceito de troca de plataforma de implantes nos componentes protéticos dos implantes. Os resultados do estudo revelaram uma maior concentração de tensão nos componentes protéticos dos implantes no que respeita à utilização de implantes com plataforma trocada.

Os dados actuais demonstram que não existem diferenças significativas entre o conceito de platform switching e o conceito de platform mO sucesso global dos implantes dentários depende da presença de uma boa quantidade e qualidade de osso à volta dos implantes, especialmente do osso da crista.

No entanto, a perda óssea peri-implantar precoce tem sido comummente observada. Adell *et al.[1]* foram os primeiros a quantificar a perda óssea marginal durante o primeiro ano de carga protética.

A perda óssea inicial da crista resulta numa maior acumulação bacteriana e numa peri-implantite secundária que pode resultar na perda de suporte ósseo, o que, por sua vez, pode levar a uma sobrecarga oclusal e à perda óssea da crista, resultando, em última análise, no fracasso do implante. A perda óssea marginal adicional afecta os contornos gengivais e, por sua vez, resulta na perda da papila interproximal[2].

Albrektsson *et al.*[3] verificaram que a instalação de implantes de duas peças com cicatrização numa modalidade submersa resultou numa perda óssea crestal de 1,5-2,0 mm após 1 ano de carga. Além disso, em estudos experimentais em cães, foi verificada uma remodelação da crista óssea com uma reabsorção de 2 mm[3]. Os clínicos, investigadores e empresas de implantes têm, portanto, dedicado tempo a encontrar formas de controlar a perda de crista óssea que ocorre após a conexão do pilar.

Na Conferência de Toronto[4], o consenso relativamente à perda óssea em redor do implante foi que uma perda óssea até aproximadamente 2 mm durante o primeiro ano de funcionamento do implante é aceitável e, a este nível, o implante é considerado bem sucedido. Existem muitos relatórios sobre estudos para determinar as causas da perda óssea à volta dos implantes e técnicas clínicas para a evitar.

Alguns dos relatórios publicados referem que a técnica de platform switching (PLS), uma técnica em que é colocado um pilar que é um tamanho mais pequeno do que a plataforma do implante, evita a perda óssea à volta do implante.

[5,6] Esta ligação desloca o perímetro da junção implante-pilar (IAJ) para dentro, em direção ao eixo central do implante. A perda óssea da crista pode ser reduzida reposicionando o bordo exterior da interface implante-pilar horizontalmente para dentro e para longe do bordo exterior da plataforma do implante.

Por conseguinte, a preservação da crista óssea deve ser pensada mesmo antes do planeamento do tratamento para a colocação de implantes. Foram descritas na literatura várias abordagens para evitar a perda de osso da crista. A PLS é uma delas. Este artigo, portanto, revisou a literatura sobre PLS e seu impacto sobre o osso da crista.

Sistemas de unidade única

IMPLANTES DE PEÇA ÚNICA

Pilares para implantes KOS e KOS PLUS

Estes implantes são implantes de peça única e são fabricados em liga de titânio molibdénio ou titânio-alumínio-vanádio. Estes implantes são concebidos como parafusos de compressão, ou seja, quando são aparafusados no osso, comprimem o osso esponjoso que rodeia o implante para formar um osso mais compacto e denso. A porção do pilar é a plataforma de restauração destes implantes e fica exposta na cavidade oral. Estes implantes oferecem uma grande variedade de opções de pilares, que são

- Pilares rectos cónicos para coroas cimentadas, este pilar pode também ter uma micro-ranhura vertical que serve como caraterística anti-rotativa.
- Pilares angulares cónicos.
- Pilares de localização.
- Pilares esféricos.
- Pilares de várias unidades. (37)

- ***Pilares de implantes BOI***

O implante BOI é fabricado em titânio puro ou numa liga de titânio e molibdénio para aumentar a resistência do implante. Podem ser de peça única ou de duas peças, sendo as seguintes as partes do implante BOI Porção do pilar Nos implantes BOI de peça única, a porção do pilar é cónica e permanece exposta na cavidade oral, ao passo que nos implantes BOI de duas peças, a porção do pilar pode ser um parafuso roscado externamente ou um parafuso roscado internamente com uma plataforma de restauração hexagonal ou octogonal externa. (37)

- ***Pilares de implantes BCS***

Os implantes BCS são implantes de peça única concebidos de forma semelhante ao implante BOI, com modificações no pilar e na porção do implante. O pilar do implante BCS pode ser

- Cónica Reta
- Angular cónico
- Pilares de várias unidades

Ao contrário do implante BOI, que é composto por discos na porção do implante, o implante BCS tem parafusos de corte de diâmetro largo que ajudam a encaixar as placas corticais vestibulares e palatinas/lingual e, inicialmente, proporcionam estabilidade primária e capacidade de suporte de carga ao implante e, posteriormente, actuam como componente de suporte e distribuição de carga. (37)

. ***Sistema de implantes MIS CONNECT:***

O sistema de implantes MIS consiste em sistemas de implantes de uma e duas peças

- Sistema de uma peça - UNO de uma peça (sem parafuso protético separado)
- Sistema de duas peças - UNO narrow, BIOCOM

. O MIS CONNECT é um sistema de pilar de fixação que permite evitar a interferência do selamento gengival peri-implantar. Oferece aos médicos a capacidade de maximizar o conceito de restauração ao nível dos tecidos, permitindo que todo o procedimento protético e a restauração ocorram longe do osso e a qualquer nível do tecido conjuntivo. Alguns dos benefícios biológicos do CONNECT incluem uma redução dos micro-movimentos e da micro-fuga de bactérias ao nível do osso.

. Para além disso, o CONNECT oferece a clara vantagem de evitar perturbar o selamento gengival periimplantar.

. O pilar é fornecido esterilizado e vem com o seu próprio punho de plástico para máxima facilidade de utilização. A estética com o pilar CONNECT transmucoso é elevada. O sistema permite um percurso de inserção suave para pontes e coroas conectadas devido à abertura de 40° do pilar. A sua conexão interna apresenta a vantagem de uma elevada precisão e de um ajuste perfeito com as supra-estruturas. (38)

PILARES PROVISÓRIOS

Os pilares provisórios são normalmente produzidos de forma pré-fabricada, ou seja, são pré-fabricados à máquina. Incluem pilares de impressão, pilares de cicatrização e pilares provisórios de metal ou plástico. O clínico tem a opção de os utilizar tal como estão ou de tentar personalizá-los conforme necessário para estabelecer os contornos dentários e gengivais. Muitos destes pilares são modificados para estabelecer os contornos dos tecidos, especialmente na região estética. Estes pilares ajudam a criar o perfil de emergência, a estética, os limites fonéticos, a posição e a cor da restauração final desejada.(39)

1. ***Pilares de impressão*** (39)

Os pilares de moldagem de moldeira aberta são frequentemente designados por coifas de recolha ou coifas diretas.

Os pilares de moldagem de moldeira fechada são frequentemente designados por coifas de transferência ou indirectas [tabela. 3]

Factors	Transfer Coping	Pick up Coping
Inter-arch Space	Less space needed for impression, Suitable for posterior areas	More space required to accommodate the larger copings
Tray Preparation	No preparation necessary	Must be perforated to accommodate the coping
Splinting Multiple Copings	Not possible	Possible
Precision of Impression	Possible distortion because the copings have to be reinserted into the impression	Less distortion because the coping remains in the impression. Splinting the copings have no value on Accuracy

Tabela.3

2. *Pilares de cicatrização:*

São utilizados para cobrir a plataforma do implante após a colocação cirúrgica do implante e para impedir o crescimento de tecido e osso no corpo do implante. Também ajudam a estabelecer a epitelização do tecido e evitam o influxo de fluidos da cavidade oral para o corpo do implante. Podem ser utilizados como um protocolo de uma ou duas fases. Um protocolo cirúrgico de uma fase permite que o pilar de cicatrização atravesse o tecido mole de forma transmucosa e fique exposto durante a fase de cicatrização. Isto permite ao dentista aceder diretamente à plataforma do implante sem envolver uma segunda fase de cirurgia. Um protocolo de duas fases envolve a cobertura de toda a plataforma do implante, selada com um parafuso de cobertura, sob o tecido mole e requer uma segunda cirurgia para expor o implante(39)

Os componentes internos são cobertos por um pilar de cicatrização ou por um parafuso de cobertura. Um parafuso de cobertura está nivelado com a superfície do implante dentário e foi concebido para ser completamente coberto pela mucosa. Após um período de integração, é necessária uma segunda cirurgia para refletir a mucosa e colocar um pilar de cicatrização. Um pilar de cicatrização atravessa a mucosa e a mucosa circundante adapta-se à sua volta. Os pilares de cicatrização estão disponíveis em diferentes alturas e diâmetros, que são selecionados com base em situações clínicas. Quando se segue um procedimento tradicional de duas fases, normalmente é imediatamente aparafusado um parafuso de cobertura à cabeça do implante para o proteger do crescimento do osso ou dos tecidos moles sobre e dentro dele. De seguida, os tecidos moles são suturados, cobrindo a fixação do implante e o parafuso de cobertura (18)

3. *Pilares de metal ou plástico*

Estes pilares são utilizados após a exposição da plataforma do implante e antes da restauração definitiva. São utilizados na fase provisória e ajudam a personalizar a forma, a cor, o perfil dos tecidos moles e a oclusão antes da restauração definitiva. Podem ser de titânio metálico, zircónio cerâmico ou PEEK (poliéter-éter-cetona) acrílico. Os pilares também podem ser de encaixe ou de não encaixe nas suas interfaces com a superfície do implante, o que pode proporcionar ao dentista a opção de os utilizar em situações de uma ou várias unidades. Os pilares também são fabricados com um perfil anatómico padrão redondo, que segue o perfil gengival natural do paciente . Estes pilares também podem ser personalizados pelo técnico, ou seja, fabrico indireto em laboratório, ou pelo dentista, que é o fabrico intra-oral direto. (39)

Pilares provisórios PEEK

Considerando a biocompatibilidade adequada, os pilares de cicatrização de implantes podem ser construídos utilizando PEEK. Um ensaio clínico aleatório e controlado (RCT) realizado por Koutouzis et al. sugeriu que não existe uma diferença significativa na reabsorção óssea e na inflamação dos tecidos moles em torno dos pilares de PEEK e de titânio. Além disso, a fixação da flora microbiana oral aos pilares PEEK é comparável à dos pilares feitos de titânio, zircónia e polimetilmetacrilato. Uma correspondência estreita entre os módulos elásticos do osso e da superfície PEEK reduz os efeitos de proteção contra o stress e encoraja a remodelação óssea. Assim, o PEEK poderá revelar-se uma alternativa viável ao titânio na construção de pilares de implantes. (40)

Resumo

Com uma longa história de implantologia dentária e desde que os implantes dentários modernos foram introduzidos há mais de quarenta anos, o desenvolvimento do implante ideal tem sido um dos principais temas de investigação na área, alterando assim a prática da implantologia dentária. Através da investigação, a tecnologia de implantes dentários tem vindo a melhorar constantemente nos últimos anos, proporcionando aos pacientes níveis inigualáveis de eficácia, comodidade e acessibilidade. Foram avaliados vários parâmetros de design e foram testados muitos designs.

Embora tenham sido definidos os requisitos de conceção e implantação, como os biomateriais, o comportamento biomecânico, a geometria do implante, a condição médica do doente e a qualidade do osso, continua a ser necessário avaliar e compreender melhor a correlação destas variáveis no sucesso a longo prazo do implante dentário. Como tal, continua a ser necessária mais investigação sobre melhores materiais de implantes dentários, parâmetros de conceção, tecnologias de tratamento de superfícies e técnicas de análise para melhorar os resultados.(41)

O debate entre próteses implanto-suportadas aparafusadas versus cimentadas tem sido discutido há muito tempo, mas o melhor tipo de prótese implanto-suportada continua a ser controverso entre os profissionais. Existem vantagens e desvantagens na utilização de próteses aparafusadas versus próteses cimentadas. A compreensão das suas propriedades ajudará o clínico a selecionar a prótese ideal para cada caso clínico, ao mesmo tempo que promove os resultados estéticos finais. Muitos clínicos concluem que as coroas retidas com cimento são mais finas para a estética e a oclusão; do mesmo modo, muitos concluem que as coroas retidas com parafuso são uma necessidade para unidades múltiplas que requerem recuperação. No entanto, a filosofia individual desempenha um papel importante e a decisão sobre qual a coroa a utilizar é melhor tomada caso a caso. Com a evolução da tecnologia e dos conhecimentos, é necessária uma atualização das tendências actuais (5)

Estão disponíveis vários sistemas de fixação, que variam entre si na sua capacidade de proporcionar retenção. Está documentado que não só o tipo de fixação, mas também a posição dos implantes no maxilar influenciam a retenção e a estabilidade da prótese. A retenção vertical e a estabilidade horizontal do implante aumentaram com a sua colocação distal até ao segundo pré-molar. A estabilidade antero-posterior também aumentou com a colocação distal dos implantes. A comparação entre diferentes attachments mostrou que o attachment ball produz o nível mais elevado de retenção e estabilidade, seguido dos attachments Locator, Oring e ERA . (42)

Alterações nas conexões implante-pilar, desde o hexágono externo tradicional de Branemark com 0,7 mm de altura e as suas várias modificações até ao desenvolvimento das conexões implante-pilar com cone Morse. A conexão hexagonal externa, que serviu como dispositivo de acoplamento e transferência de torque no protocolo de Branemark, foi adequada para restaurar uma arcada completamente edêntula com uma série de implantes ligados por uma barra metálica. Com uma melhor compreensão do conceito de osseointegração e o desenvolvimento e aperfeiçoamento de protocolos cirúrgicos em implantologia, os horizontes das aplicações da implantologia dentária alargaram-se.

Os implantes dentários são atualmente utilizados numa miríade de aplicações, desde a restauração de uma arcada total ou parcialmente edêntula até à substituição de um único dente e à utilização de pontes fixas. Com estas aplicações em constante crescimento, os requisitos das ligações implante-pilar também aumentaram; têm agora de servir funções anti-rotativas e de indexação protética. Estas funções são mais importantes na restauração de dentes posteriores unitários com implantes, porque são os mais difíceis de reter(43).

REFERÊNCIAS

1. Boggan RS, Strong JT, Misch CE, Bidez MW. Influência da geometria do hexágono e da largura da mesa protética na resistência estática e à fadiga dos implantes dentários. J Prosthet Dent. 1999;

2. Ershad S. RELATÓRIO CLÍNICO Reabilitação total da boca com acessório de precisão mandibular e prótese parcial fundida e prótese maxilar convencional - um relato de caso. 2019;(fevereiro).

3. Nallaswamy 2ª ed.pdf.

4. Pridana S, Danial Nasution I, Nasution I, Welda Utami Ritonga P. Efeito dos materiais e técnicas de moldagem dos rebordos na morfologia dos tecidos periféricos e na retenção das bases de dentaduras em pacientes edêntulos na RSGM USU. Int J Oral Heal Dent. 2019;5(1):14-9.

5. Modi R, Mittal R, Kohli S, Singh A, Sefa I. Prótese retida por parafuso versus prótese retida por cimento: uma revisão. Int J Adv Heal Sci. 2014;1(6):26-32.

6. Singla S, Rathee M. Conheça as suas ligações de implantes. African J Oral Heal. 2017;6(2):1.

7. Misch CE. Implantodontia Contemporânea. Implant Dent. 1999;

8. Vinhas AS, Aroso C, Salazar F, Lopez-Jarana P, Ríos-Santos JV, Herrero-Climent M. Revisão do comportamento mecânico de diferentes conexões implante-pilar. Revista Internacional de Investigação Ambiental e Saúde Pública. 2020.

9. Raoofi S, Khademi M, Amid R, Kadkhodazadeh M, Movahhedi MR. Comparação do efeito de três ligações pilar-implante na distribuição da tensão na superfície interna dos implantes dentários: Uma análise de elementos finitos. J Dent Res Dent Clin Dent Prospects. 2013;

10. Kline R, Hoar JE, Beck GH, Hazen R, Resnik RR, Crawford EA. A Prospective Multicenter Clinical Investigation of a Bone Quality-Based Dental Implant System (Investigação clínica prospetiva multicêntrica de um sistema de implantes dentários baseado na qualidade óssea). Implant Dent. 2002;

11. Shetty M, D. KP, Shetty NHG, Jaiman R. Ligação do pilar do implante: Perspectivas biomecânicas. J Heal Allied Sci NU. 2014;04(02):047-53.

12. Shafie HR. Diferentes ligações entre implantes e pilares. 2014;33-46.

13. Bakaeen LG, Winkler S, Neff PA. O efeito do diâmetro do implante, do desenho da restauração e das variações da mesa oclusal no afrouxamento do parafuso de

restaurações de implantes posteriores de um único dente. J Oral Implantol. 2001;

14. Siamos G, Winkler S, Boberick KG. Relação entre a pré-carga do implante e o afrouxamento do parafuso em próteses suportadas por implantes. J Oral Implantol. 2002;

15. Misch CE, Bidez MW. Oclusão protegida por implantes: uma fundamentação biomecânica. Compêndio (Newtown, Pa.). 1994.

16. McGlumphy EA. Manter os parafusos dos implantes apertados: a solução. J Dent Symp. 1993;

17. Cho SC, Small PN, Elian N, Tarnow D. Afrouxamento de parafusos para implantes de diâmetro padrão e largo em casos parcialmente edêntulos: Dados longitudinais de 3 a 7 anos. Implant Dent. 2004;

18. Susanna S Brainerd DBRN. Técnicas de moldagem em Implantodontia. IOSR J Dent Med Sci [Internet]. 2018;17(11):33-44. Disponível em: https://www.iosrjournals.org/iosr-jdms/papers/Vol17-issue11/Version-12/G1711123344.pdf

19. Proussaefs P. Pilar de cicatrização CAD-CAM personalizado e coifa de impressão fresada a partir de um bloco de poli(metacrilato de metilo) e colada a uma inserção de titânio. J Prosthet Dent. 2016;

20. Clark DS, Michels PC, Yuri L. United States Patent (19). 2000;64(19):1073-8.

21. Gowda VS, Anand D, Sundar MK, Reveredo AM, Shetty S. Pilares de cicatrização anatómicos personalizados. J Indian Prosthodont Soc. 2016;

22. Jorneus L, Se F. (12) Publicação de pedido de patente (10) Pub. No.: US 2007/0281278 A1. 2007;1(19).

23. Ortega. (12) Publicação do pedido de patente (10) Pub . Não .: US 2010 / 0035098 A1 Publicação do pedido de patente. 2010;1(19):1-5. Disponível em: https://patentimages.storage.googleapis.com/3b/c9/82/c283c7b24afe69/US201 0001 9677A1.pdf

24. Susanna S Brainerd DBRN. Técnicas de impressão em Implantodontia. IOSR J Dent Med Sci. 2018;

25. Beaty IKD, Way OM, Jansen CE, Way S, Rogers P, La Y. Patente dos Estados Unidos (19). 1997;(19).

26. Tsai BY. Utilização de restaurações provisórias como coifas de impressão de

implantes. J Prosthet Dent. 2007;97(6):395-6.

27. Gayathridevi SK, Gowda H. Técnicas de impressão em implantes. J Dent Oro-facial Res. 2016;12(02):11-9.

28. O Glossário de Termos de Dentisteria Protética: Nona Edição. J Prosthet Dent. 2017;

29. Hegde C, Prasad K, Shetty M, Bansal N. Platform switching: Uma resposta à perda óssea da crista. J Dent Implant. 2011;1(1):13.

30. Gupta S, Sabharwal R, Nazeer J, Taneja L, Choudhury B, Sahu S. Técnica de mudança de plataforma e perda óssea crestal em redor dos implantes dentários: Uma revisão sistemática. Anais da Medicina Africana. 2019.

31. Caram S, Huynh-Ba G, Schoolfield J, Jones A, Cochran D, Belser U. Largura biológica em torno de diferentes configurações da interface implante-pilar. Uma avaliação radiográfica do efeito do desvio horizontal e do perfil côncavo do pilar na mandíbula do canino. Int J Oral Maxillofac Implants. 2014;

32. Vijayalakshmi R, Ramakrishnan T. Implantes dentários de comutação de plataforma - Procura de provas: uma visão geral. SRM J Res Dent Sci. 2016;7(2):101.

33. Arora V, Rao J, Singh S V., Mishra N, Singh K, Kumar L, et al. An In Vivo 24-Month Study to Compare Crestal Bone Loss and Pocket Depth of Platform-Switched Implants Placed in Maxillary Anterior and Mandibular Posterior Regions. J Prosthodont. 2016;

34. Hagiwara Y. A mudança de plataforma previne efetivamente a perda de crista óssea à volta dos implantes? Revista Japonesa de Ciências Dentárias. 2010.

35. Xia H, Li Z, Guo J, Tian T, Yang Z, Ge C. Comparação da distribuição de tensões entre pilar com e sem plataforma para coroa unitária suportada por implante. J Wuhan Univ Technol Mater Sci Ed. 2011;

36. Salama AA, Katamish HA, Halim CH, Farid KA. As complicações mecânicas da conexão de platform switching de restaurações implanto-suportadas: Uma revisão sistemática e meta-análise. Jornal de Osseointegração. 2019.

37. Dayal Gupta A, Verma A, Dubey T, Thakur S. Implantes Osseointegrados Basais: Classification and Review. Int J Contemp Med Res ISSN [Internet]. 2017;4(11):2393- 915. Disponível em: www.ijcmr.com

38. Implantes MIS. Solução aparafusada ao nível dos tecidos.

39. Karunagaran S, Paprocki GJ, Wicks R, Markose S. Uma revisão dos pilares de implantes - classificação dos pilares para ajudar na seleção protética. J Tenn Dent Assoc. 2013;

40. Najeeb S, Zafar MS, Khurshid Z, Siddiqui F. Aplicações da poliéter-éter-cetona (PEEK) na implantologia oral e na prótese dentária. J Prosthodont Res [Internet]. 2016;60(1):12-9. Disponível em: http://dx.doi.org/10.1016Zj.jpor.2015.10.001

41. Gaviria L, Salcido JP, Guda T, Ong JL. Tendências actuais em implantes dentários. J Korean Assoc Oral Maxillofac Surg. 2014;

42. Prasad Dk, Prasad Da, Buch M. Seleção de sistemas de fixação no fabrico de uma sobredentadura suportada por implantes. J Dent Implant. 2014;

43. Prithviraj DR, Muley N, Gupta V. A evolução das ligações externas e internas entre implantes e pilares: Uma revisão. Int Dent Res. 2012;

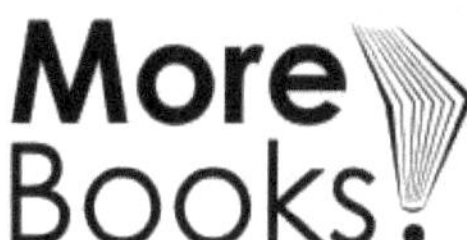

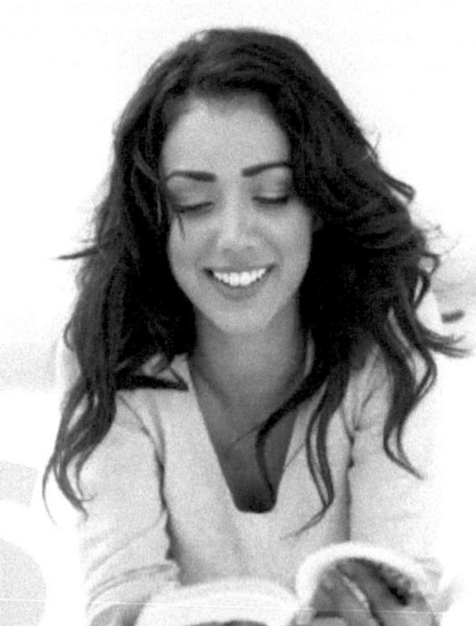

I want morebooks!

Buy your books fast and straightforward online - at one of world's fastest growing online book stores! Environmentally sound due to Print-on-Demand technologies.

Buy your books online at
www.morebooks.shop

Compre os seus livros mais rápido e diretamente na internet, em uma das livrarias on-line com o maior crescimento no mundo! Produção que protege o meio ambiente através das tecnologias de impressão sob demanda.

Compre os seus livros on-line em
www.morebooks.shop

info@omniscriptum.com
www.omniscriptum.com

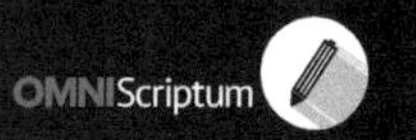

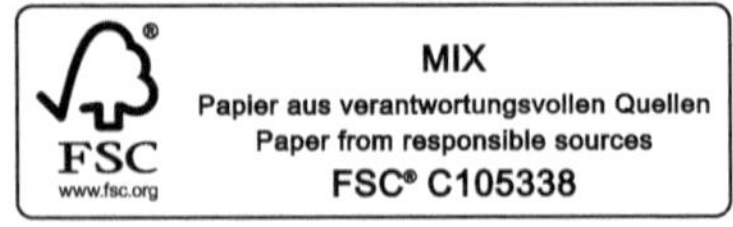

Printed by Books on Demand GmbH, Norderstedt / Germany